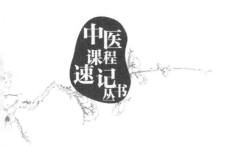

中医课程速记丛书

李兴广　林燕　主编

中医内科学
速记歌诀

U0201231

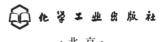
化学工业出版社

·北京·

本书是以全国高等中医院校规划教材《中医内科学》为蓝本，采用七字歌诀形式，概括了中医内科学所载病证文精要。歌诀后有证候特征、病因病机、辨证要点、治则治法及分证论治，对歌诀所述病证进行充分地解释说明，言简意赅，便于理解记忆。书中另附有方剂组成索引，以利于前后互参，学用方便。本书执简驭繁，荟精萃要，朗朗上口，使人乐于习诵，便于记忆，适用于中医药专业学生参考使用。

图书在版编目（CIP）数据

　　中医内科学速记歌诀/李兴广，林燕主编. —北京：化学工业出版社，2016.1（2024.11重印）
　　（中医课程速记丛书）
　　ISBN 978-7-122-25583-9

　　Ⅰ.①中… Ⅱ.①李…②林… Ⅲ.①中医内科学-基本知识 Ⅳ.①R25

　　中国版本图书馆 CIP 数据核字（2015）第 259534 号

责任编辑：李少华　　　　　　　　装帧设计：关　飞
责任校对：吴　静

出版发行：化学工业出版社
　　　　　（北京市东城区青年湖南街 13 号　邮政编码 100011）
印　　刷：北京云浩印刷有限责任公司
装　　订：三河市振勇印装有限公司
710mm×1000mm　1/32　印张 6　字数 119 千字
2024 年 11 月北京第 1 版第 11 次印刷

购书咨询：010-64518888
售后服务：010-64518899
网　　址：http://www.cip.com.cn
凡购买本书，如有缺损质量问题，本社销售中心负责调换。

定　价：18.00 元

编写人员名单

主　编

李兴广　林　燕

编写人员

（按姓氏笔画排序）

田鹏飞　李文静　李兴广
李秀岭　杨毅玲　张　珊
张惠敏　林　燕　赵程博文
姜秀新　常孟然

编写说明

　　中医课程速记丛书是以全国高等中医院校规划教材为蓝本，采用七言或五言歌诀形式编著，概括了中医基础课程的内容精要，并以内容注释形式囊括了教学大纲要求掌握的全部内容。

　　中医内科学是全国中医院校专业课程体系中的主干课程，是中医中药专业本专科学生毕业考试、全国硕士研究生入学考试和全国执业医师的必考科目。该门课程内容繁多，难于记忆，如何快速简便地学习记忆该门课程是师生普遍关心的问题。本书按照教材的框架体系将中医内科学涉及的知识点编成歌诀，执简驭繁，荟精萃要，朗朗上口，使人乐于习诵，便于记忆。读者只需熟读背诵数句简单上口的歌诀，便可以迅速掌握复杂的中医内科知识，本书可作为中医院校本专科学生的应试助学参考书，对于刚步入临床的初级医师也有很好的借鉴价值。

　　由于编者知识和经验有限，本书难免存在不足之处，请同行及读者多多批评指正。

编　　者

2015 年 10 月

目　录

第一章　肺系病证 / 1

第二章　心系病证 / 23

附录　方剂索引 / 153

第一章　肺系病证

【生理特点】　肺主气，司呼吸，开窍于鼻，外合皮毛；肺居于胸中，其位最高，覆盖诸脏之上，朝百脉，主治节；并有通调水道，下输膀胱的功能，与大肠相表里。

【病因】　1. 外感：风、寒、燥、火（热）等六淫外邪由口鼻、皮毛而入者，每都首先犯肺。

2. 内伤：肺脏自病和它脏有病及肺。

【病机】　主要的病理变化为肺气宣降失常，实者由于邪阻于肺，肺失宣肃，升降不利；虚者由于肺脏气阴不足，肺不主气而升降无权。

【相关脏腑】　病位在肺，可涉及心、脾、肝、肾、膀胱、大肠等脏腑。

【主要病证】　六淫外侵，肺卫受邪则为感冒；内、外之邪干肺，肺气上逆则病咳嗽；痰邪阻肺，肺失宣降则为哮、为喘；肺热生疮则成痈；瘵虫蚀肺则病痨；久病伤肺，肺气不能敛降则为肺胀；肺叶痿而不用则为肺痿。

第一节　感　冒

感冒四时风邪袭，喷嚏头痛流鼻涕，
恶寒发热身不适，解达法由表实立，

荆防银翘香薷饮，风寒风热暑湿歧，

尚有气虚参苏施，加减葳蕤滋阴虚。

【证候特征】

1. 普通感冒以鼻塞、喷嚏、流涕、头痛、发热恶寒、周身酸楚、脉浮为主症。

2. 时行感冒病情较重，发病急，全身症状显著，可以发生传变，化热入里，继而或合并它病，具有广泛的传染性、流行性。

【病因病机】

感冒是由于六淫、时行病毒侵袭人体而致病。以风邪为主，冬、春、秋季感冒以风寒、风热为主，夏令感冒多属暑湿致病，病机重点为邪在肺卫，卫表不和，肺失宣降而为病，辨证属表实证；虚人感冒多见于老年人，患者形体虚弱，多有慢性病，稍不谨慎即可诱发，证候特点为虚实夹杂。

【辨证要点】

1. 辨风寒、风热、暑湿。

2. 辨兼夹症。

3. 辨普通感冒、时行感冒和虚人感冒。

【治则治法】

1. 治疗以解表达邪为原则。

2. 风寒治以辛温解表；风热治以辛凉解表；暑湿合感当清暑祛湿解表。

3. 虚人感冒，应识气、血、阴、阳虚之别，即益气解表，养血解表，滋阴解表，温阳解表，扶正祛邪兼顾。

【分证论治】

1. 风寒束表证：恶寒重，发热轻，无汗，头痛，肢节酸疼，鼻塞声重，或鼻痒喷嚏，时流清涕，咽痒，咳嗽，痰吐稀薄色白，口不渴或渴喜热饮，舌苔薄白而润，脉浮或浮紧；辛温解表；荆防达表汤或荆防败毒散加减。

2. 风热犯表证：身热较著，微恶风，汗出不畅，头胀痛，面赤，咳嗽，痰黏或黄，咽燥，或咽喉乳蛾红肿疼痛，鼻塞，流黄浊涕，口干欲饮，舌苔薄白微黄，舌边尖红，脉浮数；辛凉解表；银翘散加减。

3. 暑湿伤表证：发于夏季，身热，微恶风，汗少，肢体酸重或疼痛，头昏重胀痛，咳嗽痰黏，鼻流浊涕，心烦口渴，或口中黏腻，渴不多饮，胸闷脘痞，泛恶，腹胀，大便或溏，小便短赤，舌苔薄黄而腻，脉濡数；清暑祛湿解表；新加香薷饮加减。

4. 气虚感冒：恶寒较著，发热，头痛身楚，咳嗽，痰白，咳痰无力，平素神疲体弱，气短懒言，易自汗，常反复发作，稍有不慎则发病，舌淡苔白，脉浮而无力；益气解表；参苏饮加减。

5. 阴虚感冒：身热，微恶风寒，少汗，头昏，心烦，口干，干咳少痰，或痰中带血丝，舌红少苔，脉细数；滋阴解表；加减葳蕤汤化裁。

第二节 咳 嗽

咳为肺病气上逆，外感内伤两大纲，

风寒三拗止嗽用，热菊燥杏俱有桑，

二陈三子法中土，内伤痰热清金方，

肝火泻白黛蛤合，肺亏沙参麦冬尝。

【证候特征】

1. 外感咳嗽，多为新病，起病急，病程短，常伴恶寒、发热、头痛等肺卫表证。

2. 内伤咳嗽，多为久病，常反复发作，病程长，常伴其他脏腑失调的症状。

【病因病机】

1. 咳嗽的病因有外感、内伤两大类，主要病机是邪犯于肺，肺气上逆。

2. 外感咳嗽为六淫外邪侵袭肺系，肺气壅遏不畅所致，属于邪实。

3. 内伤咳嗽为脏腑功能失调，内邪上干于肺所致。常反复发作，迁延日久，脏气多虚，属邪实与正虚并见。病理因素主要为"痰"与"火"，痰有寒热之别，火有虚实之分。痰火可互为因果，痰可郁而化火（热），火能炼液灼津为痰。

【辨证要点】

1. 辨外感内伤。

2. 辨证候虚实。

【治则治法】

1. 咳嗽的治疗应分清邪正虚实。

2. 外感咳嗽，多是新病，多为实证，应祛邪利肺，按病邪性质分风寒、风热、风燥论治。

3. 内伤咳嗽，多为宿病，常反复发作，多属邪实正虚。标实为主者，治以祛邪止咳；本虚为主者，治以扶正补虚；并标本兼治，分清虚实主次处理。除直接治肺外，还应从整体出发，注意治脾、治肝、治肾、治大肠等。

【分证论治】

(一) 外感咳嗽

1. 风寒袭肺证：咳嗽声重，咽痒气急，咳痰稀薄色白，常伴鼻塞，流清涕，头痛，肢体酸楚，或见恶寒发热、无汗等表证，舌苔薄白，脉浮或浮紧；疏风散寒，宣肺止咳；三拗汤合止嗽散加减。

2. 风热犯肺证：咳嗽频剧，声重气粗或咳声嘶哑，喉燥咽痛，咳痰不爽，痰黏稠或稠黄，咳时汗出，常伴鼻流黄涕，口渴，头痛，身楚，或见恶风、身热等表证，舌苔薄黄，脉浮数或浮滑；疏风清热，宣肺止咳；桑菊饮加减。

3. 风燥伤肺证：干咳，连声作呛，无痰或有少量黏痰，不易咳出，或痰中带有血丝，喉痒，咽喉干痛，唇鼻干燥，口干，初起或伴鼻塞，头痛，微恶寒，身热等表证，舌质红干而少津，苔薄白或薄黄，脉浮数或小数；疏风清肺，润燥止咳；桑杏汤加减。

【附】 凉燥证：干咳少痰或无痰，咽干鼻燥，兼有恶寒发热，头痛无汗，舌苔薄白而干；疏风散寒，润燥止咳；杏苏散加减。

(二) 内伤咳嗽

1. 痰湿蕴肺证：咳嗽反复发作，咳声重浊，痰多，因痰而嗽，痰出咳平，痰黏腻或稠厚成块，色白或带灰色，每于早晨或食后则咳甚痰多，进甘甜油腻食物加重，胸闷，脘痞，呕恶，食少，体倦，大便时溏，舌苔白腻，脉濡滑；燥湿化痰，理气止咳；二陈平胃散合三子养亲汤加减。

2. 痰热郁肺证：咳嗽，气息粗促，或喉中有痰声，痰多、质黏厚或稠黄，咳吐不爽，或有热腥味，或咳血痰，胸胁胀满，咳时引痛，面赤，或有身热，口干而黏，欲饮水，舌质红，苔薄黄腻，脉滑数；清热肃肺，豁痰止咳；清金化痰汤加减。

3. 肝火犯肺证：上气咳逆阵作，咳时面赤，咽干口苦，常感痰滞咽喉而咳之难出，量少质黏，或痰如絮条，胸胁胀痛，咳引胸痛，症状可随情绪波动而增减，舌红或舌边红，舌苔薄黄少津，脉弦数；清肺泻肝，顺气降火；黛蛤散合泻白散加减。

4. 肺阴亏耗证：干咳，咳声短促，痰少黏白，或痰中带血丝，或声音逐渐嘶哑，口干咽燥，或午后潮热，颧红，盗汗，日渐消瘦，神疲，舌质红少苔，脉细数；滋阴润肺，化痰止咳；沙参麦冬汤加减。

第三节　哮　病

哮病发作痰鸣喘，宿根新邪肺不宣，
邪实正虚辨标本，冷哮射麻小青龙，
定喘越婢主热哮，青龙石膏或朴麻，

解表清化祛寒热，三子涤痰虚固本，

缓解固本最相关，肺脾肾虚有主次，

六君健脾又补肺，生脉金水益肺肾。

【证候特征】

1. 多与先天禀赋有关，家族中可有哮病史。常由气候突变、饮食不当、情志失调、劳累等因素诱发。

2. 呈反复发作性。

3. 发作时常多突然，可见鼻痒、喷嚏、咳嗽、胸闷等先兆表现。喉中哮鸣有声，呼吸困难，甚则张口抬肩，不能平卧，或伴面色苍白，唇甲紫绀，烦躁不安或抑郁不舒，约数分钟、数小时后缓解。

4. 平时可一如常人，或稍感疲劳、纳差。但病程日久，反复发作，导致正气亏虚，可常有轻度哮鸣，甚至在大发作时持续难平，出现喘脱。

【病因病机】

1. 哮病的病理因素以痰为主，痰的产生主要责之于肺不能布散津液，脾不能输化水精，肾不能蒸化水液，以致津液凝聚成痰，伏藏于肺，成为哮病发生的"夙根"。

2. 每遇气候突变、饮食不当、情志失调、劳累过度等而诱发。

3. 发作期的基本病理变化为"伏痰"遇诱因引触，痰随气升，气因痰阻，痰气搏结，壅塞气道，肺管狭窄，通畅不利，肺失宣降，引动停积之痰，而致痰鸣如吼，气息喘促。病理环节为痰阻气闭，以邪实为主。

4. 若哮病长期反复发作，寒痰易损伤脾肾之阳，热痰易耗伤肺肾之阴，病变则可从实转虚，在缓解期表现为肺、脾、肾等脏虚损之候。

【辨证要点】

哮病总属邪实正虚之证。发时以邪实为主，当分寒、热、寒包热、风痰、虚哮五类，注意是否兼有表证；未发时以正虚为主，应辨阴阳之偏虚，肺、脾、肾三脏所属；久发正虚，虚实错杂者，当按病程新久及全身症状辨别其主次。

【治则治法】

1. "发时治标，平时治本"为哮病治疗的基本原则。

2. 发时当攻邪治标，祛痰利气，寒痰宜温化宣肺，热痰当清化肃肺，寒热错杂者，当温清并施，表证明显者兼以解表，属风痰为患者又当祛风涤痰，反复日久、正虚邪实者又当虚实兼顾，不可单拘泥于祛邪。喘脱危候急予扶正救脱。

3. 平时应扶正治本，阳气虚者宜温补，阴虚者则滋养，分别采取补肺、健脾、益肾等法，以冀减轻、减少或控制其发作。

【分证论治】

(一) 发作期

1. 冷哮证：喉中哮鸣如水鸡声，呼吸急促，喘憋气逆，胸膈满闷如塞，咳不甚，痰少咳吐不爽，色白或多泡沫，口不渴或渴喜热饮，形寒怕冷，天冷或受寒易发，面色青晦，舌苔白滑，脉弦紧或浮紧；宣肺散寒，化痰平喘；射干麻黄汤或小青龙汤加减。

2. 热哮证：喉中痰鸣如吼，喘而气粗息涌，胸高胁胀，咳呛阵作，咳痰色黄或白，黏浊稠厚，排吐不利，口苦，口渴喜饮，汗出，面赤，或有身热，甚至好发于夏季，舌质红，苔黄腻，脉滑数或弦滑；清热宣肺，化痰定喘；定喘汤或越婢加半夏汤加减。

3. 寒包热哮证：喉中哮鸣有声，胸膈烦闷，呼吸急促，喘咳气逆，咳痰不爽，痰黏色黄，或黄白相兼，烦躁，发热，恶寒，无汗，身痛，口干欲饮，大便偏干，舌苔白腻罩黄，舌尖边红，脉弦紧；解表散寒，清化痰热；小青龙加石膏汤或厚朴麻黄汤加减。

4. 风痰哮证：喉中痰涎壅盛，声如拽锯，或鸣声如吹哨笛，喘急胸满，但坐不得卧，咳痰黏腻难出，或为白色泡沫痰液，无明显寒热倾向，面色青暗，起病多急，常倏忽来去，发前自觉鼻、咽、眼、耳发痒，喷嚏，鼻塞，流涕，胸部憋塞，随之迅即发作，舌苔厚浊，脉滑实；祛风涤痰，降气平喘；三子养亲汤加味。

5. 虚哮证：喉中哮鸣如鼾，声低，气短息促，动则喘甚，发作频繁，甚则持续喘哮，口唇、爪甲青紫，咳痰无力，痰涎清稀或质黏起沫，面色苍白或颧红唇紫，口不渴或咽干口渴，形寒肢冷或烦热，舌质淡或偏红，或紫暗，脉沉细或细数；补肺纳肾，降气化痰；平喘固本汤加减。

【附】 喘脱危证：哮病反复久发，喘息鼻煽，张口抬肩，气短息促，烦躁，昏蒙，面青，四肢逆冷，汗出如油，脉细数不清，或浮大无根，舌质青暗，苔腻或滑；补肺纳肾，扶正固脱；回阳急救汤合生脉饮加减。

（二）缓解期

1. 肺脾气虚证：气短声低，喉中时有轻度哮鸣，痰多质稀，色白，自汗，怕风，常易感冒，倦怠无力，食少便溏，舌质淡，苔白，脉细弱；健脾益气，补土生金；六君子汤加减。

2. 肺肾两虚证：短气息促，动则为甚，吸气不利，咳痰质黏起沫，脑转耳鸣，腰酸腿软，心慌，不耐劳累，或五心烦热，颧红，口干，舌质红少苔，脉细数，或畏寒肢冷，面色苍白，舌苔淡白，质胖，脉沉细；补肺益肾；生脉地黄汤合金水六君煎加减。

第四节 喘 证

> 喘分虚实肺肾关，张口抬肩鼻翼煽，
> 风寒痰郁肺热型，麻黄桑白麻石甘，
> 痰浊二陈三子合，肺气郁痹五磨专，
> 生脉补肺肺金虚，肾虚肾气参蛤散，
> 正虚喘脱当急救，参附送服黑锡丹。

【证候特征】

1. 以喘促短气，呼吸困难，甚至张口抬肩，鼻翼煽动，不能平卧，口唇发绀为特征。

2. 多有慢性咳嗽、哮病、肺痨、心悸、厥心病、虚劳等疾病史，每遇外感、情志刺激及劳累而诱发。

【病因病机】

1. 喘证的病变部位主要在肺和肾，且与肝、脾、心有关。肺为气之主，肾为气之根，两脏共司气之出纳。

2. 喘证的病理性质有虚实之分，实喘在肺，乃外邪、痰浊、肝郁气逆、瘀血阻络等，邪壅肺气，宣降不利所致；虚喘责之肺、肾两脏，因阳气不足，阴精亏耗，而致肺肾出纳失常，且尤以气虚为主。

【辨证要点】

1. 辨虚实：辨虚实最为紧要。实喘呼吸深长有余，呼出为快，气粗声高，伴痰鸣咳嗽，脉数有力，病势多急；虚喘呼吸短促难续，深吸为快，气怯声低，少有痰鸣咳嗽，脉象微弱或浮大中空，病势徐缓，时轻时重，遇劳则甚。

2. 辨外感内伤：实喘又当辨外感内伤。外感起病急，病程短，多有表证；内伤病程久，反复发作，外无表证。

3. 辨病变脏器：虚喘应辨病变脏器。肺虚者劳作后气短不足以息，喘息较轻，常伴有面色㿠白，自汗，易感冒；肾虚者静息时亦气喘，动则尤甚，伴有面色苍白，颧红，怕冷，腰膝酸软；心气、心阳衰弱则喘息持续不已，伴有紫绀、心悸、水肿、脉结代。

【治则治法】

1. 喘证的治疗以虚实为纲。

2. 实喘重在治肺，以祛邪利气为主，区别寒、热、痰、气之不同，分别采用温化宣肺、清化肃肺、化痰理气等法。

3. 虚喘治在肺肾，以肾为主，法以培补摄纳，针对脏腑病机，采用补肺、纳肾、温阳、益气、养阴、固脱等法。

4. 虚实夹杂，寒热互见者要分清主次，权衡标本，有所侧重，辨证选用药。

【分证论治】

（一）实喘

1. 风寒壅肺证：喘息咳逆，胸部胀闷，痰多稀薄带泡沫，色白质黏，常有头痛，恶寒，或有发热，口不渴，无汗，舌苔薄白而滑，脉浮紧；宣肺散寒；麻黄汤合华盖散加减。

2. 表寒肺热证：喘逆上气，胸胀或痛，息粗，鼻煽，咳而不爽，吐痰稠黏，伴形寒，身热，烦闷，身痛，有汗或无汗，口渴，舌边红，苔薄白或罩黄，脉浮数或滑；解表清里，化痰平喘；麻杏石甘汤加减。

3. 痰热郁肺证：喘咳气涌，胸部胀痛，痰多、质黏色黄，或夹有血色，伴胸中烦闷，身热，有汗，口渴而喜冷饮，面赤，咽干，小便赤涩，大便或秘，舌质红，苔薄黄或腻，脉滑数；清热化痰，宣肺平喘；桑白皮汤加减。

4. 痰浊阻肺证：喘而胸满闷塞，甚则胸盈仰息，咳嗽，痰多黏腻色白，咳吐不利，兼有呕恶，食少，口黏不渴，舌质淡，苔白腻，脉滑或濡；祛痰降逆，宣肺平喘；二陈汤合三子养亲汤加减。

5. 肺气郁痹证：每遇情志刺激而诱发，发时突然呼吸短促，息粗气憋，胸闷胸痛，咽中如窒，但喉中痰鸣不著，或无痰声，平素常多忧思抑郁，失眠，心悸，苔薄，脉弦；开郁降气平喘；五磨饮子加减。

（二）虚喘

1. 肺气虚耗证：喘促短气，气怯声低，喉有鼾声，咳声低弱，痰吐稀薄，自汗畏风，或见咳呛，痰少质黏，烦热而渴，咽喉不利，面颧潮红，舌质淡红或有苔剥，脉软弱或细数；补肺益气养阴；生脉散合补肺汤加减。

2. 肾虚不纳证：喘促日久，动则喘甚，呼多吸少，呼则难升，息则难降，气不得续，形瘦神惫，跗肿，汗出肢冷，面青唇紫，舌淡苔白或黑而润滑，脉微细或沉弱；或见喘咳，面红烦躁，口咽干燥，足冷，汗出如油，舌红少津，脉细数；补肾纳气；金匮肾气丸合参蛤散加减。

3. 正虚喘脱证：喘逆甚剧，张口抬肩，鼻煽气促，端坐不能平卧，稍动则喘脱欲绝，或有痰鸣，心慌动悸，烦躁不安，面青唇紫，汗出如珠，肢冷，脉浮大无根，或见歇止，或模糊不清；扶阳固脱，镇摄肾气；参附汤送服黑锡丹，配合蛤蚧粉。

第五节　肺　痈

肺叶生疮成脓疡，风热痰火瘀毒伤，
咳吐腥臭脓血痰，邪盛正实辨证纲。
初期清解银翘良，成痈如金苇茎汤，

溃脓加味桔梗施，恢复沙参桔梗匡。

【证候特征】

肺痈即肺叶生疮，形成脓疡，以突然寒战高热，咳嗽胸痛，咳吐大量腥臭浊痰，甚则脓血相兼为主要特征。

【病因病机】

1. 病因有外感、内伤之别，感受风热，内犯于肺；或痰热素盛，蒸灼肺脏。

2. 病变部位在肺，病理性质属实热证，主要病机变化为邪热郁肺，蒸液成痰，邪阻肺络，血滞为瘀，而致痰热与瘀血蕴结成痈，血败肉腐化脓，损伤肺络，脓疡溃破外泄。其成痈化脓的病理基础主要在于热壅血瘀。

3. 肺痈的病理演变过程，可以随病情的发展、邪正的消长，表现为初（表证）期、成痈期、溃脓期和恢复期。初期（表证）风热（寒）侵犯肺卫，成痈期热壅血瘀，溃脓期血败肉腐，恢复期阴伤气耗，久病邪恋正虚。

【辨证要点】

1. 辨病程阶段。

2. 辨病性虚实。

3. 辨证候顺逆。

【治则治法】

1. 治疗当以祛邪为原则，采用清热解毒、化瘀排脓的治法。脓未成应着重清肺消痈，脓已成需排脓解毒。

2. 初期风热侵犯肺卫，宜清肺散邪；成痈期热壅血瘀，宜清热解毒，化瘀消痈；溃脓期血败肉腐，宜排脓解毒；恢复期阴伤气耗，宜养阴益气；如久病邪恋正虚者，当扶正祛邪，补虚养肺。

【分证论治】

1. 初期：恶寒发热，咳嗽，咳吐白色黏痰，痰量日渐增多，胸痛，咳时痛甚，呼吸不利，口干鼻燥，舌边尖红，苔薄黄，脉浮数而滑；疏风散热，清肺化痰；银翘散加减。

2. 成痈期：身热转甚，时时振寒，继则壮热，汗出烦躁，咳嗽气急，胸满作痛，转侧不利，咳吐浊痰，呈黄绿色，自觉喉间有腥味，口干咽燥，舌质红，苔黄腻，脉滑数；清肺解毒，化瘀消痈；千金苇茎汤合如金解毒散加减。

3. 溃脓期：咳吐大量脓痰，或如米粥，或痰血相兼，腥臭异常，有时咯血，胸中烦满而痛，甚则气喘不能卧，身热面赤，烦渴喜饮，舌质红，苔黄腻，脉滑数或数实；排脓解毒；加味桔梗汤加减。

4. 恢复期：身热渐退，咳嗽减轻，咯吐脓血渐少，臭味亦淡，痰液转为清稀，精神渐振，食纳好转，或有胸胁隐痛，难以平卧，气短，自汗盗汗，低热，午后潮热，心烦，口燥咽干，面色不华，形体消瘦，精神委靡，舌质红或淡红，苔薄，脉细或细数无力，或见咳嗽，咳吐脓血痰日久不净，或痰液一度清稀而复转臭浊，病情时轻时重，迁延不愈；清养补肺；沙参清肺汤或桔梗杏仁煎加减。

第六节 肺 痨

肺痨正虚瘵虫罹，性属传染慢虚疾，
咳嗽咯血形羸弱，潮热盗汗特征齐，
月华丸治肺阴虚，百合秦艽火旺巫，
保真参苓补气阴，阴阳补天大造需。

【证候特征】

1. 肺痨以咳嗽、咯血、潮热、盗汗及身体逐渐消瘦为主要特征。

2. 具有慢性、传染性和虚弱性的特点。

【病因病机】

1. 肺痨的病因有外因和内因两方面：外因为感染痨虫；内因为正气虚弱，气血不足，阴液亏损。两者往往互为因果。

2. 病变主脏在肺，可累及脾、肾，甚则传及五脏。病理性质主要在于阴虚。

【辨证要点】

1. 辨病变脏器及病理性质。

2. 辨病情轻重。

3. 辨证候顺逆。

【治则治法】

1. 治疗以补虚培元和抗痨杀虫为原则。

2. 调补脏腑，重点在肺，兼顾脾肾；治疗大法以滋阴为主，火旺者兼以降火，如合并气虚、阳虚见证者，当同时兼顾；杀虫主要是针对病因治疗。

【分证论治】

1. 肺阴亏损证：干咳，咳声短促，或咳少量黏痰，或痰中带有血丝，色鲜红，胸部隐隐闷痛，午后自觉手足心热，或见少量盗汗，皮肤干灼，口干咽燥，疲倦乏力，纳食不香，舌边尖红，苔薄白，脉细数；滋阴润肺；月华丸加减。

2. 虚火灼肺证：呛咳气急，痰少质黏，或吐痰黄稠量多，时时咯血，血色鲜红，混有泡沫痰涎，午后潮热，骨蒸，五心烦热，颧红，盗汗量多，口渴心烦，失眠多梦，急躁易怒，胸胁掣痛，男子遗精，女子月经不调，形体日渐消瘦，舌干而红，苔薄黄而剥，脉细数；滋阴降火；百合固金汤合秦艽鳖甲散加减。

3. 气阴耗伤证：咳嗽无力，气短声低，咳痰清稀色白，量较多，痰中偶夹有血，或咯血，血色淡红，午后潮热，伴畏风，怕冷，自汗与盗汗可并见，纳少神疲，便溏，面色㿠白，颧红，舌质光淡，边有齿印，苔薄，脉细弱而数；益气养阴；保真汤或参苓白术散加减。

4. 阴阳虚损证：咳逆喘息，少气，咳痰色白有沫，或夹血丝，血色暗淡，潮热，自汗，盗汗，声嘶或失音，面浮肢肿，心慌，唇紫，肢冷，形寒，或见五更泄泻，口舌生糜，大肉尽脱，男子遗精、阳痿，女子经少、经闭，舌质光淡隐紫、少津，苔黄而剥，脉微细而数或虚大无力；滋阴补阳；补天大造丸加减。

第七节　肺　胀

肺气胀满多老年，喘咳上气病缠绵，

苏子降气合三子，痰浊壅肺应精选。

越婢桑白适痰热，痰蒙涤痰安宫丸，

平喘补肺金水虚，水泛真武五苓散。

【证候特征】

1. 有慢性肺系疾患病史多年，反复发作，迁延不愈；病程缠绵，时轻时重，经久难愈；多见于老年人。

2. 常因外感而诱发，其他如劳倦过度、情志刺激等也可诱发。

3. 临床表现为咳逆上气，痰多，胸中憋闷如塞，胸部膨满，喘息，动则加剧，甚则鼻煽气促，张口抬肩，目胀如脱，烦躁不安。日久可见心慌动悸，面唇紫绀，脘腹胀满，肢体水肿，严重者可出现喘脱，或并发悬饮、鼓胀、癥积、神昏、谵语、痉厥、出血等证。

【病因病机】

1. 肺胀的发生，多因久病肺虚，痰瘀潴留，壅阻肺气，气不敛降，气还肺间，肺气胀满壅滞而成，每因复感外邪而诱发或加重。

2. 病变早期在肺，继则影响脾、肾，后期病及于心，脏虚的渐进过程，又多夹有因虚致实、因实致虚的相互为病。

3. 病理因素主要为痰浊、水饮与血瘀的相互影响，兼见同病。

4. 病理性质多属标实本虚，以肺、脾、肾虚损为本虚，以痰浊、水饮、血瘀为标实，形成本虚与邪实相互为患，相互夹杂，伤及气血，损及五脏的病理过程，且多以标实为急。感邪则偏于邪实，平时偏于本虚。

【辨证要点】

1. 辨标本虚实。

2. 辨病情轻重。

【治则治法】

1. 治疗应抓治标、治本两个方面，根据"感邪时偏于标实，平时偏于本虚"的不同，有侧重地选用扶正与祛邪的不同治则。

2. 标实者，分别采取祛邪宣肺（辛温、辛凉），降气化痰（温化、清化），温阳利水（通阳、淡渗），活血祛瘀，甚或开窍、息风、止血等法。

3. 本虚者，当以补养心肺，益肾健脾为主，或气阴兼调，或阴阳兼顾。正气欲脱时则应扶正固脱，救阴回阳。

【分证论治】

1. 痰浊壅肺证：胸膺满闷，短气喘息，稍劳即著，咳嗽痰多，色白黏腻或呈泡沫，畏风易汗，脘痞纳少，倦怠乏力，舌暗，苔薄腻或浊腻，脉小滑；化痰降气，健脾益肺；苏子降气汤合三子养亲汤加减；其中苏子降气汤降气化痰平喘，偏温，以上盛下虚、寒痰喘咳为宜；三子养亲汤亦降气化痰平喘，偏降，以痰浊壅盛、肺实喘满、痰多黏腻为宜。

2. 痰热郁肺证：咳逆，喘息气粗，目胀睛突，烦躁，痰黄或白，黏稠难咳，或伴身热，微恶寒，有汗不多，口渴欲饮，溲赤，便干，舌边尖红，苔黄或黄腻，脉数或滑数；清肺化痰，降逆平喘；越婢加半夏汤或桑白皮汤加减；其中越婢加半夏汤宣肺泄热，用于饮热郁肺、外有表邪，喘咳上气、目如脱状、身热、脉浮大者；桑白皮汤清肺化痰，用于痰热壅肺，喘急胸满、咳吐黄痰或黏白稠厚者。

3. 痰蒙神窍证：神志恍惚，表情淡漠，谵妄，烦躁不安，撮空理线，嗜睡，甚则昏迷，或伴肢体瞤动，抽搐，咳逆喘促，咳痰不爽，舌质暗红或淡紫，苔白腻或黄腻，脉细滑数；涤痰，开窍，息风；涤痰汤加减，另服安宫牛黄丸或至宝丹以清心开窍。

4. 肺肾气虚证：呼吸浅短难续，声低气怯，甚则张口抬肩，倚息不能平卧，咳嗽，痰白如沫，咳吐不利，胸闷心慌，形寒汗出，或腰膝酸软，小便清长，或尿有余沥，舌淡或暗紫，脉沉细数无力，或有结代；补肺纳肾，降气平喘；平喘固本汤合补肺汤加减；其中平喘固本汤补肺纳肾、降气化痰，用于肺肾气虚、喘咳有痰者；补肺汤补肺益气，用于肺气虚弱、喘咳短气不足以息者。

5. 阳虚水泛证：心悸，喘咳，咳痰清稀，面浮，下肢水肿，甚则一身悉肿，腹部胀满有水，脘痞，纳差，尿少，怕冷，面唇青紫，舌胖质暗，苔白滑，脉沉细；温肾健脾，化饮利水；真武汤合五苓散加减。

第八节 肺 痿

肺痿病属慢虚疴，主症咳吐浊涎沫，
痿如草木萎不荣，日炽霜杀叶萎弱，
肺中津气失濡养，虚冷较少虚火多，
滋阴润肺麦门清，草姜姜草虚寒卓。

【证候特征】

1. 肺痿是肺叶萎弱不用的肺脏慢性虚损性疾患。

2. 临床主要症状为咳吐浊唾涎沫。

【病因病机】

1. 肺痿的病因可分为久病损肺和误治伤津两个方面，
而以前者为主。

2. 病变机制为肺虚津气失于濡养。

【辨证要点】

辨虚热与虚寒。

【治则治法】

1. 治疗总以补肺生津为原则。

2. 虚热证，治当生津清热，以润其枯；虚寒证，治
当温肺益气，而摄涎沫。

【分证论治】

1. **虚热证**：咳吐浊唾涎沫，其质较黏稠，或咳痰带
血，咳声不扬，甚则音嘎，气急喘促，口渴咽燥，午后潮
热，形体消瘦，皮毛干枯，舌红而干，脉虚数；滋阴清
热，润肺生津；麦门冬汤合清燥救肺汤加减。

2. 虚寒证：咳吐涎沫，其质清稀量多，不渴，短气不足以息，头眩，神疲乏力，食少，形寒，小便数，或遗尿，舌质淡，脉虚弱；温肺益气；甘草干姜汤或生姜甘草汤加减。

第二章　心系病证

【生理特点】　心为君主之官，十二官之主，主血脉，藏神明，其华在面，开窍于舌，与小肠相表里。心的阴阳气血是心进行生理活动的基础，心气心阳主要推动血液运行，心阴心血则可濡养心神。

【病理表现】　血脉运行的障碍和情志思维活动的异常。

【病理变化】　病理变化主要有虚实两个方面，虚证为气血阴阳的亏损，实证为痰、饮、火、瘀等阻滞。

【相关脏腑】　病位在心，心为五脏六腑之大主，其他脏腑病变常累及于心，而血脉运行与神志失常亦与其他脏腑有关。

【主要病证】　正虚邪扰，血脉不畅，心神不宁，则为心悸；寒、痰、瘀等邪痹阻心脉，胸阳不展，则为胸痹；阳盛阴衰，阴阳失调，心肾不交，则为不寐；痰气痰火扰动心神，神机失灵，则为癫狂；痰凝气郁，蒙蔽清窍，则为痫病；髓海不足，心神失用，则为痴呆；气血逆乱，阴阳之气不能相接，则为厥证。

第一节　心　悸

心虚胆怯安神志，心血不足归脾施，

阴虚火旺补心丹，再合朱砂安神志，
阳虚不振用桂枝，佐以参附温阳气，
苓桂术甘水凌心，桃红桂枝瘀阻治，
黄连温胆祛痰火，心悸酌应分虚实，
惊悸怔忡当细辨，补益其虚泻其实。

【证候特征】

1. 以自觉心中悸动，惊惕不安，甚则不能自主为特征。其发作可为阵发性，或持续性。

2. 伴有胸闷不舒、易激动、心烦寐差、颤抖乏力、头晕等症。中老年患者，可伴有心胸疼痛，甚则喘促，汗出肢冷，或见晕厥。

3. 脉象对心悸的诊断有重要意义。心悸者可见数脉、促脉、迟脉、结脉、代脉、乍数乍疏脉，以及各种怪脉。

4. 常由情志刺激（如惊恐、紧张）及劳倦、饮酒、饱食等因素而诱发。

【病因病机】

1. 心悸病因不外外感与内伤，多因体虚劳倦（久病失养或劳伤过度）、七情所伤、感受外邪、药食不当等，导致心神失宁而发病。

2. 病机有虚实之分，虚为气、血、阴、阳亏损，心神失养；实为痰火扰心，水饮上凌或心血瘀阻，气血运行不畅所致。

3. 病位在心，与肝、脾、肾、肺脏密切相关。

【辨证要点】

1. 辨虚实：心悸证候特点多为虚实相兼，故当首辨虚实，虚当审脏腑气、血、阴、阳何者偏虚，实当辨痰、饮、瘀、火何邪为主。其次，当分清虚实之程度，正虚程度与脏腑虚损情况有关，即一脏虚损者轻，多脏虚损者重；在邪实方面，一般来说，单见一种夹杂者轻，多种合并夹杂者重。

2. 辨惊悸怔忡：惊悸发病，多与情志因素有关，可由骤遇惊恐，忧思恼怒，悲哀过极或过度紧张而诱发，多为阵发性，实证居多，但也存在内虚因素，病来虽速，病情较轻，可自行缓解，不发时如常人；怔忡多由久病体虚、心脏受损所致，无精神因素亦可发生，常持续心悸，心中惕惕，不能自控，活动后加重，多属虚证，或虚中夹实，病来虽渐，病情较重，不发时亦可见脏腑虚损症状。惊悸日久不愈，亦可形成怔忡。

【治则治法】

1. 虚证治当补益气血，调理阴阳，以求气血调畅，阴平阳秘，配合应用养心安神之品，促进脏腑功能的恢复。

2. 实证治当行气祛瘀，清心泻火，化痰逐饮，配合应用重镇安神之品，以求邪去正安，心神得宁。

【分证论治】

1. 心虚胆怯证：心悸不宁，善惊易恐，坐卧不安，不寐多梦而易惊醒，恶闻声响，食少纳呆，舌苔薄白，脉细略数或细弦；镇惊定志，养心安神；安神定志丸加减。

2. 心血不足证：心悸气短，头晕目眩，失眠健忘，面色无华，倦怠乏力，纳呆食少，舌淡红，脉细弱；补血养心，益气安神；归脾汤加减。

3. 阴虚火旺证：心悸易惊，心烦失眠，五心烦热，口干，盗汗，思虑劳心则症状加重，伴耳鸣腰酸，头晕目眩，急躁易怒，舌红少津，苔少或无，脉象细数；滋阴清火，养心安神；天王补心丹合朱砂安神丸加减。

4. 心阳不振证：心悸不安，胸闷气短，动则尤甚，面色苍白，形寒肢冷，舌淡苔白，脉虚弱或沉细无力；温补心阳，安神定悸；桂枝甘草龙骨牡蛎汤合参附汤加减。

5. 水饮凌心证：心悸眩晕，胸闷痞满，渴不欲饮，小便短少，或下肢水肿，形寒肢冷，伴恶心，欲吐，流涎，舌淡胖，苔白滑，脉象弦滑或沉细而滑；振奋心阳，化气行水，宁心安神；苓桂术甘汤加减。

6. 瘀阻心脉证：心悸不安，胸闷不舒，心痛时作，痛如针刺，唇甲青紫，舌质紫暗或有瘀斑，脉涩或结或代；活血化瘀，理气通络；桃仁红花煎合桂枝甘草龙骨牡蛎汤加减。

7. 痰火扰心证：心悸时发时止，受惊易作，胸闷烦躁，失眠多梦，口干苦，大便秘结，小便短赤，舌红，苔黄腻，脉弦滑；清热化痰，宁心安神；黄连温胆汤加减。

第二节　胸　痹

阴寒痰浊并血瘀，本属阴阳气血虚，
标实宜通虚温补，血府逐瘀活法立，
柴胡疏肝善理气，栝蒌半夏痰浊涤，
枳桂四逆散寒凝，生脉养荣气阴益，

天王炙草合滋阴，参附右归从本议。

【证候特征】

1. 膻中或心前区憋闷疼痛，甚则痛彻左肩背、咽喉、胃脘部、左上臂内侧等部位，呈反复发作性或持续不解，常伴有心悸、气短、自汗，甚则喘息不得卧。

2. 胸闷胸疼一般几秒到几十分钟可缓解。严重者可见疼痛剧烈，持续不解，汗出肢冷，面色苍白，唇甲青紫，心跳加快，或心律失常等危候，可发生猝死。

3. 多见于中年以上，常因操劳过度、抑郁恼怒或多饮暴食、感受寒冷而诱发。

【病因病机】

1. 胸痹的发生多与寒邪内侵、饮食失调、情志失节、劳倦内伤、年迈体虚等因素有关。

2. 主要病机为心脉痹阻，总属本虚标实，虚实夹杂。本虚有气血、气阴两虚及阳气虚衰，标实有血瘀、寒凝、痰浊、气滞交互为患。

3. 病位在心，与肝、肺、脾、肾密切相关。

【辨证要点】

1. 辨标本虚实：辨证首先辨别虚实，分清标本。

2. 辨病情轻重。

【治则治法】

1. 总的治则不外"补、通"二义，标实宜通，本虚宜补。

2. 祛邪治标常以疏理气机，活血化瘀，辛温通阳，泄浊豁痰为主，尤重活血通脉治法；扶正固本常以补气温阳，滋阴益肾为法，尤其重视补益心气。

【分证论治】

1. 心血瘀阻证：心胸疼痛，如刺如绞，痛有定处，入夜为甚，甚则心痛彻背，背痛彻心，或痛引肩背，伴有胸闷，日久不愈，可因暴怒、劳累而加重，舌质紫暗，有瘀斑，苔薄，脉弦涩；活血化瘀，通脉止痛；血府逐瘀汤加减。

2. 气滞心胸证：心胸满闷，隐痛阵发，痛有定处，时欲太息，遇情志不遂时容易诱发或加重，或兼有脘痞胀闷，得嗳气或矢气则舒，苔薄或薄腻，脉细弦；疏肝理气，活血通络；柴胡疏肝散加减。

3. 痰浊闭阻证：胸闷重而心痛微，痰多气短，肢体沉重，形体肥胖，遇阴雨天而易发作或加重，伴有倦怠乏力，纳呆便溏，咳吐痰涎，舌体胖大且边有齿痕，苔浊腻或白滑，脉滑；通阳泄浊，豁痰宣痹；栝蒌薤白半夏汤合涤痰汤加减。

4. 寒凝心脉证：猝然心痛如绞，心痛彻背，喘不得卧，多因气候骤冷或骤感风寒而发病或加重，伴形寒，甚则手足不温，冷汗自出，胸闷气短，面色苍白，苔薄白，脉沉紧或沉细；辛温散寒，宣通心阳；枳实薤白桂枝汤合当归四逆汤加减。

5. 气阴两虚证：心胸隐痛，时作时休，心悸气短，动则益甚，伴倦怠乏力，声息低微，面色㿠白，易汗出，舌质淡红，舌体胖且边有齿痕，苔薄白，脉虚细缓或结代；益气养阴，活血通脉；生脉散合人参养荣汤加减。

6. 心肾阴虚证：心痛憋闷，心悸盗汗，虚烦不寐，腰膝酸软，头晕耳鸣，口干便秘，舌红少津，苔薄或剥，脉细数或促代；滋阴清火，养心和络；天王补心丹合炙甘草汤加减。

7. 心肾阳虚证：心悸而痛，胸闷气短，动则更甚，自汗，面色㿠白，神倦怯寒，四肢欠温或肿胀，舌质淡胖，边有齿痕，苔白或腻，脉沉细迟；温补阳气，振奋心阳；参附汤合右归饮加减。

附　真心痛

真心瘀保寒当逆，阳脱四逆人参汤。

【证候特征】

1. 真心痛是胸痹进一步发展的严重病证。

2. 其特点为剧烈而持久的胸骨后疼痛，伴心悸、水肿、肢冷、喘促、汗出、面色苍白等症状，甚至危及生命。

【病因病机】

1. 其病因病机和"胸痹"一样，与年老体衰、阳气不足、七情所伤、气滞血瘀、过食肥甘或劳倦伤脾、痰浊内生、寒邪侵袭、血脉凝滞等因素有关。

2. 本虚是发病基础，发病条件是标实。

3. 本病其位在心，其本在肾，总的病机为本虚标实，而在急性期则以标实为主。

【辨证要点】

辨标本虚实。

【治则治法】

在发作期必须选用有速效止痛作用的药物，以迅速缓解心痛的症状。疼痛缓解后予以辨证施治，以补气活血、温阳通脉为法，可与胸痹辨证互参。

【分证论治】

1. 气虚血瘀证：心胸刺痛，胸部闷窒，动则加重，伴短气乏力，汗出心悸，舌体胖大，边有齿痕，舌质暗淡或有瘀点瘀斑，舌苔薄白。脉弦细无力；益气活血，通脉止痛；保元汤合血府逐瘀汤加减。

2. 寒凝心脉证：胸痛彻背，胸闷气短，心悸不宁，神疲乏力，形寒肢冷，舌质淡暗，舌苔白腻，脉沉无力，迟缓或结代；温补心阳，散寒通脉；当归四逆汤加味。

3. 正虚阳脱证：心胸绞痛，胸中憋闷或有窒息感，喘促不宁，心慌，面色苍白，大汗淋漓，烦躁不安或表情淡漠，重则神识昏迷，四肢厥冷，口开目合，手撒尿遗，脉疾数无力或脉微欲绝；回阳救逆，益气固脱；四逆加人参汤加减。

第三节 不 寐

不寐虚实道理深，肝郁化火龙胆斟，
痰热内扰胃不和，温胆为法崇经云，
心脾两虚归脾施，六味交泰通心肾，
心胆气虚枣仁安，是疾尚需医精神。

【证候特征】

1. 以不寐为主症,轻者入寐困难或寐而易醒,醒后不寐,连续 3 周以上,重者彻夜难眠。

2. 常伴有头痛、头昏、心悸、健忘、神疲乏力、心神不宁、多梦等症。

3. 本病证常有饮食不节、情志失调、劳倦、思虑过度、病后体虚等病史。

4. 经各系统及实验室检查,未发现有妨碍睡眠的其他器质性病变。

【病因病机】

1. 不寐的发生多由饮食不节、情志失常、劳逸失调、病后体虚等引起。

2. 主要病机为心神不安,神不守舍,不能由动转静而致不寐病证,病理变化总属阳盛阴衰,阴阳失交。

3. 病位在心,主要指神明之心,与肝、脾、肾关系密切。

4. 病性有虚有实,但以虚证居多,病久多虚中夹实。虚证多责之心脾两虚,阴虚火旺,心肾不交,心胆气虚;实证多责之肝郁化火,痰热内扰。

【辨证要点】

辨证首分虚实。

【治则治法】

1. 治疗以补虚泻实,调整脏腑阴阳为原则,同时佐以安神之品。

2. 虚证补其不足,如益气养血,健脾补肝益肾;实证泻其有余,如疏肝泻火,清化痰热,消导和中。

【分证论治】

1. 肝火扰心证：不寐多梦，甚则彻夜不眠，急躁易怒，伴头晕头胀，目赤耳鸣，口苦而干，不思饮食，便秘溲赤，舌红苔黄，脉弦而数；疏肝泻火，镇心安神；龙胆泻肝汤加减。

2. 痰热扰心证：心烦不寐，胸闷脘痞，泛恶嗳气，伴口苦，头重，目眩，舌偏红，苔黄腻，脉滑数；清化痰热，和中安神；黄连温胆汤加减。

3. 心脾两虚证：不易入睡，多梦易醒，心悸健忘，神疲食少，伴头晕目眩，四肢倦怠，腹胀便溏，面色少华，舌淡苔薄，脉细无力；补益心脾，养血安神；归脾汤加减。

4. 心肾不交证：心烦不寐，入睡困难，心悸多梦，伴头晕耳鸣，腰膝酸软，潮热盗汗，五心烦热，咽干少津，男子遗精，女子月经不调，舌红少苔，脉细数；滋阴降火，交通心肾；六味地黄丸合交泰丸加减。

5. 心胆气虚证：虚烦不寐，触事易惊，终日惕惕，胆怯心悸，伴气短自汗，舌淡，脉弦细；益气镇惊，安神定志；安神定志丸合酸枣仁汤加减。

附 健忘

健忘证关心脾肾，归脾汤方思虑斲，

河车大造肾精耗，温胆化痰逐瘀神。

【证候特征】

1. 记忆减退，遇事善忘。

2. 常与失眠并见。

【病因病机】

1. 健忘与心、脾、肾有关。

2. 以虚证居多，由心脾不足，肾精亏虚，脑失所养，使人健忘；实证肝郁气滞、瘀血阻络、痰浊上扰等也可引起健忘。

【辨证要点】

辨证首分虚实。

【治则治法】

治疗原则以养心血、补脾肾为主。有痰浊者要化痰祛浊，血瘀者要活血化瘀。

【分证论治】

1. 心脾不足证：健忘失眠，心悸神倦，纳呆气短，脘腹胀满，舌淡，脉细弱；补益心脾；归脾汤加减。

2. 肾精亏耗证：健忘，形体疲惫，腰酸腿软，头晕耳鸣，遗精早泄，五心烦热，舌红，脉细数；填精补髓；河车大造丸加减。

3. 痰浊扰心证：健忘嗜卧，头晕胸闷，呕恶，咳吐痰涎，苔腻，脉弦滑；化痰宁心；温胆汤加减。

4. 血瘀痹阻证：遇事善忘，心悸胸闷，伴言语迟缓，神思欠敏，表情呆钝，面唇暗红，舌质紫暗、有瘀点，脉细涩或结代；活血化瘀；血府逐瘀汤加减。

附　多寐

湿困脾弱多贪眠，阴盛阳虚气不前，

平胃六君通窍宣，阳虚理中益气研。

【证候特征】

临床以不论昼夜，时时欲睡，呼之即醒，醒后复睡为特征。

【病因病机】

1. 多寐的病机是湿、浊、痰、瘀困滞阳气，心阳不振，或阳虚气弱，心神失荣。病机关键是阴盛阳虚。

2. 病位在心、脾，与肾关系密切，多属本虚标实。

【辨证要点】

辨证首分虚实。

【治则治法】

治疗以燥湿化痰，活血化瘀，健脾益气，益气温阳为法。

【分证论治】

1. 湿盛困脾证：头蒙如裹，昏昏欲睡，肢体沉重，偶伴水肿，胸脘痞满，纳少，泛恶，舌苔腻，脉濡；燥湿健脾，醒神开窍；平胃散加减。

2. 瘀血阻滞证：神倦嗜睡，头痛头晕，病程较久，或有外伤史，脉涩，舌质紫暗或有瘀斑；活血通络；通窍活血汤加减。

3. 脾气虚弱证：嗜睡多卧，倦怠乏力，饭后尤甚，伴纳少便溏，面色萎黄，苔薄白，脉虚弱；健脾益气；香砂六君子汤加减。

4. 阳气虚衰证：心神昏浊，倦怠嗜卧，神乏懒言，畏寒肢冷，面色㿠白，健忘，舌淡苔薄，脉沉细无力；益气温阳；附子理中丸合人参益气汤加减。

第四节　癫　狂

> 癫狂多发青壮年，精神失常证易辨，
> 肝胆心脾关系紧，气郁痰火阴阳偏。
> 癫疾沉默神痴呆，语无伦次多喜欢，
> 狂证喧扰躁妄骂，多怒不识六亲眷。

【证候特征】

1. 癫狂是一种精神失常的疾病。癫病以精神抑郁，表情淡漠，沉默痴呆，语无伦次，静而多喜为特征；狂病以精神亢奋，狂躁不安，喧扰不宁，叫骂毁物，动而多怒为特征。

2. 有癫狂的家族史，或脑外伤史。多发于青壮年女性，素日性格内向，近期情志不遂，或突遭变故，惊恐而心绪不宁。

3. 排除药物、中毒、热病原因所致。

4. 头颅CT、MRI及其他辅助检查无阳性发现。

【病因病机】

1. 病因与七情内伤、饮食失节、禀赋不足相关。

2. 病位在脑，并与心、脾、肝、胆、肾关系密切。

3. 病理因素以气、痰、火、瘀为主。

4. 基本病机是脏气不平，阴阳失调，各种病理因素蒙蔽心窍，或心神被扰，引起神明逆乱而发病。

【辨证要点】

1. 辨癫证与狂证。

2. 辨病性虚实。

【治则治法】

本病初期多以实邪为主，治当理气解郁，畅达神机，降（泄）火豁痰，化瘀通窍；后期以正虚为主，治当补益心脾，滋阴养血，调整阴阳。

（一）癫

癫证忧愁久致郁，气滞津聚伤心脾，

痰气郁结顺气逍，心脾两虚养心鞠。

【病因病机】

癫证属阴，多因忧愁致郁，痰气郁结，蒙蔽神机，久则心脾耗伤。

【辨证要点】

辨病性虚实。

【治则治法】

治疗多以理气化痰，宁心安神为主，久病致虚者兼以补气养血。

【分证论治】

1. 痰气郁结证：精神抑郁，表情淡漠，沉默痴呆，时时太息，言语无序，或喃喃自语，多疑多虑，喜怒无常，秽洁不分，不思饮食，舌红苔腻而白，脉弦滑；理气解郁，化痰醒神；逍遥散合顺气导痰汤加减。

2. 心脾两虚证：神思恍惚，魂梦颠倒，心悸易惊，善悲欲哭，肢体困乏，饮食锐减，言语无序，舌淡，苔薄白，脉细弱无力；健脾益气，养心安神；养心汤合越鞠丸加减。

（二）狂

狂证恼怒不得宣，化火挟痰伤心肾，

痰火铁落梦醒瘀，阴伤琥珀二阴煎。

【病因病机】

狂证属阳，多因恼怒不得宣泄，狂躁不安，痰火上扰，心神不安，久则火盛伤阴，心肾失调。

【辨证要点】

辨病性虚实。

【治则治法】

初期治当泻火涤痰；日久则应豁痰化瘀；后期治当滋养阴液，交通心肾。

【分证论治】

1. 痰火扰神证：起病先有性情急躁，头痛失眠，两目怒视，面红目赤，突发狂乱无知，骂詈号叫，不避亲疏，逾垣上屋，或毁物伤人，气力逾常，舌质红绛，苔多黄腻或黄燥而垢，脉弦大滑数；清心泻火，涤痰醒神；生铁落饮加减。

2. 痰热瘀结证：癫狂日久不愈，面色晦滞而秽，情绪躁扰不安，多言无序，恼怒不休，甚至登高而歌，弃衣而走，妄见妄闻，妄思离奇，头痛，心悸而烦，舌质紫暗，有瘀斑，少苔或薄黄苔干，脉弦细或细涩；豁痰化瘀，调畅气血；癫狂梦醒汤加减。

3. 火盛阴伤证：癫狂久延，时作时止，势已较缓，妄言妄为，呼之已能自制，但有疲惫之象，寝不安寐，烦愦焦躁，形瘦，面红而秒，口干便难，舌尖红无苔，有剥裂，脉细数；育阴潜阳，交通心肾；二阴煎合琥珀养心丹加减。

第五节　痫　病

痫证形成多先天，惊恐脑伤气逆乱，
昏仆抽风吐涎沫，声类畜叫总由痰。
定痫丸主风痰阻，火盛涤痰并龙胆，
通窍活血瘀阻治，六君归脾心脾健，
天王补心合左归，心肾亏虚滋是全。

【证候特征】

1. 典型发作时突然昏倒，不省人事，两目上视，四肢抽搐，口吐涎沫，或有异常叫声等，或仅有突然呆木，两眼瞪视，呼之不应，或头部下垂，肢软无力，面色苍白等。

2. 任何年龄、性别均可发病，但多在儿童期、青春期或青年期发病，可有家族史，每因惊恐、劳累、情志过极等诱发。

3. 局限性发作可见多种形式，如口、眼、手等局部抽搐而无突然昏倒，或凝视，或语言障碍，或无意识动作等。多数在数秒至数分钟即止。

4. 发作前可有眩晕、胸闷等先兆症状。

5. 发作突然，醒后如常人，醒后对发作时情况不知，反复发作。

6. 有家族遗传史，或产伤史，或脑部外伤史。

【病因病机】

1. 多由七情失调、先天因素、脑部外伤等因素引起。

2. 病机关键是痰浊内阻，脏气不平，阴阳偏盛，神机受累，元神失控。以心脑神机失用为本，风、火、痰、瘀致病为标。

3. 病位在脑，与心、脾、肝、肾关系密切。

【辨证要点】

1. 确定病性。

2. 辨病情轻重。

【治则治法】

发作时以治标为主，着重清泻肝火，豁痰息风，开窍定痫；平时补虚以治其本，宜益气养血，健脾化痰，滋养肝肾，宁心安神。

【分证论治】

1. 风痰闭阻证：发病前常有眩晕，头昏，胸闷，乏力，痰多，心情不悦。发作呈多样性，或见突然跌倒，神志不清，抽搐吐涎，或伴尖叫与二便失禁，或短暂神志不清，双目发呆，茫然所失，谈话中断，持物落地，或精神恍惚而无抽搐，舌质红，苔白腻，脉多弦滑有力；涤痰息风，开窍定痫；定痫丸加减。

2. 痰火扰神证：发作时昏仆抽搐，吐涎，或有吼叫，平时急躁易怒，心烦失眠，咳痰不爽，口苦咽干，便秘溲黄，病发后，症情加重，彻夜难眠，目赤，舌红，苔黄腻，脉弦滑而数；清热泻火，化痰开窍；龙胆泻肝汤合涤痰汤加减。

3. 瘀阻脑络证：平素头晕头痛，痛有定处，常伴单侧肢体抽搐，或一侧面部抽动，颜面口唇青紫，舌质暗红或有瘀斑，舌苔薄白，脉涩或弦，多继发于颅脑外伤、产伤、颅内感染性疾患后，或先天脑发育不全；活血化瘀，息风通络；通窍活血汤加减。

4. 心脾两虚证：反复发痫，神疲乏力，心悸气短，失眠多梦，面色苍白，体瘦纳呆，大便溏薄，舌质淡，苔白腻，脉沉细而弱；补益气血，健脾宁心；六君子汤合归脾汤加减。

5. 心肾亏虚证：痫病频发，神思恍惚，心悸，健忘失眠，头晕目眩，两目干涩，面色晦暗，耳轮焦枯不泽，腰酸膝软，大便干燥，舌质淡红，脉沉细而数；补益心肾，潜阳安神；左归丸合天王补心丹加减。

第六节　痴　呆

痴呆善忘渐加重，呆傻愚笨变性情，
年迈体虚情志伤，髓减脑消神失用，
髓空七福饮加减，脾肾两虚还少功，
涤痰汤主痰蒙窍，通窍活血瘀阻通。

【证候特征】

1. 健忘往往是出现最早的症状，并渐进加重。初起表现为对近日发生的事记忆不清，进而发展为对远事记忆力减退。甚者不能记清自己的年龄和家庭住址。

2. 呆傻愚笨，表情淡漠，反应迟钝，对周围事物漠不关心，社会交往能力下降。不能进行简单的数字运算。动作笨拙，甚者穿衣、吃饭、大小便等日常生活也不能自理。

3. 性格改变，情绪变化无常，不能自控，或语言啰嗦，自私狭隘，顽固偏执，或表现抑郁，闭门独处，寡言少语；或表现亢奋，举动不经，忽哭忽笑，言辞颠倒。重者可表现为攻击行为等。

4. 起病隐袭，发展缓慢，渐进加重，病程较长。

【病因病机】

1. 本病多发于老年人，年老体虚、情志所伤、久病耗伤为基本病因。

2. 病机关键在于髓海不足，神机失用。

3. 病性不外虚实两类，虚指气血亏虚、阴精亏虚，髓海不足、脑失所养；实指气、火、痰、瘀诸邪内阻，上扰清窍。

4. 病位在脑，与心、肝、脾、肾有关，与肾的关系尤为密切。

【辨证要点】

辨证时分清虚实。

【治则治法】

1. 治疗应宗虚者补之，实者泻之的原则。治疗当以开郁逐痰、活血通窍、平肝泻火治其标，补虚扶正、充髓养脑治其本。

2. 对髓海不充、脾肾两虚者，应着重培补先后天，并注重血肉有情之品的应用。

3. 对于痰浊阻窍、气滞血瘀、心肝火盛者应化痰、消瘀、降火，以期开窍醒神。

【分证论治】

1. 髓海不足证：智能减退，记忆力、计算力、定向力、判断力明显减退，神情呆钝，词不达意，头晕耳鸣，懈惰思卧，齿枯发焦，腰酸骨软，步履艰难，舌瘦色淡，苔薄白，脉沉细弱；补肾益髓，填精养神；七福饮加减。

2. 脾肾两虚证：表情呆滞，沉默寡言，记忆减退，失认失算，口齿含糊，词不达意，伴腰膝酸软，肌肉萎缩，食少纳呆，气短懒言，口涎外溢，或四肢不温，腹痛喜按，鸡鸣腹泻，舌质淡白，舌体胖大，苔白，或舌红，苔少或无苔，脉沉细弱，双尺尤甚；补肾健脾，益气生精；还少丹加减。

3. 痰浊蒙窍证：表情呆钝，智力衰退，或哭笑无常，喃喃自语，或终日无语，呆若木鸡，伴不思饮食，脘腹胀痛，痞满不适，口多涎沫，头重如裹，舌质淡，苔白腻，脉滑；豁痰开窍，健脾化浊；涤痰汤加减。

4. 瘀血内阻证：表情迟钝，言语不利，善忘，易惊恐，或思维异常，行为古怪，伴肌肤甲错，口干不欲饮，双目晦暗，舌质暗或有瘀点、瘀斑，脉细涩；活血化瘀，开窍醒脑；通窍活血汤加减。

第七节　厥　证

厥证昏仆四肢冷，升降乖戾气逆乱，

醒辨气血与痰厥，虚实气血不一般，

实证五磨合通关，虚用四味生参附，

血厥独参通瘀煎，痰厥导痰汤为先。

【证候特征】

1. 以突然昏倒，不省人事，四肢厥冷为主要表现。轻者昏厥时间短，清醒后无偏瘫、失语、口眼㖞斜等后遗症。重者昏厥时间较长，甚则可一厥不复而死亡。

2. 发作前常有先兆症状，如头晕心悸、视物模糊、面色苍白、出汗等，而后突然发生昏仆，不知人事，"移时苏醒"，发病时常伴有恶心、汗出，或伴四肢逆冷，醒后感头晕、疲乏、口干，但无失语、瘫痪等后遗症。

3. 发病前常有明显的情志刺激史，或有大失血病史，或有暴饮暴食史，或有痰盛宿疾。

【病因病机】

1. 厥证的病因主要有情志内伤、体虚劳倦、亡血失津、饮食不节等方面。

2. 基本病机为是气机突然逆乱，升降乖戾，气血阴阳不相顺接。

3. 病变脏腑主要在心、肝，而涉及脾、肾。

【辨证要点】

1. 辨病因：厥证的发生常有明显的病因可寻。

2. 辨虚实：实证表现为突然昏仆，面红气粗，声高息促，口噤握拳，或夹痰涎壅盛，舌红苔黄腻，脉洪大有力；虚证表现为眩晕昏厥，面色苍白，声低息微，或汗出肢冷，舌胖或淡，脉细弱无力。

3. 分气血：厥证以气厥、血厥为多见，应注意分辨。

【治则治法】

厥证乃急危之候，当分辨虚实，及时救治，醒神回厥为首要治疗原则。实证开窍、化痰、辟秽而醒神；虚证益气、回阳、救逆而醒神。

【分证论治】

1. 气厥

实证：由情志异常、精神刺激而发作，突然昏倒，不省人事，或四肢厥冷，呼吸气粗，口噤握拳，舌苔薄白，脉伏或沉弦；开窍，顺气，解郁；通关散合五磨饮子加减。

虚证：发作前有明显的情绪紧张、恐惧、疼痛或站立过久等诱发因素，发作时眩晕昏仆，面色苍白，呼吸微弱，汗出肢冷，舌淡，脉沉细微；补气，回阳，醒神；生脉注射液、参附注射液、四味回阳饮加减。

2. 血厥

实证：多因急躁恼怒而发，突然昏倒，不知人事，牙关紧闭，面赤唇紫，舌暗红，脉弦有力；平肝潜阳，理气通瘀；羚角钩藤汤或通瘀煎加减。

虚证：常因失血过多而发，突然昏厥，面色苍白，口唇无华，四肢震颤，自汗肢冷，目陷口张，呼吸微弱，舌质淡，脉芤或细数无力；补养气血；急用独参汤灌服，继用人参养营汤。

3. 痰厥：素有咳喘宿痰，多痰多湿，恼怒或剧烈咳嗽后突然昏厥，喉有痰声，或呕吐涎沫，呼吸气粗，舌苔白腻，脉沉滑；行气豁痰；导痰汤加减。

第三章　脾胃系病证

【生理特点】　脾主运化，主升清，主统血，主肌肉、四肢；胃与脾同属中焦，主受纳、腐熟水谷，主通降，与脾相表里，共有"后天之本"之称。脾为太阴湿土之脏，喜温燥而恶寒湿，得阳气温煦则运化健旺；胃有喜润恶燥之特性，胃中阴液充足，有助于腐熟水谷和通降胃气。

【病因病机】　病因主要有感受外邪、内伤饮食、情志失调和脏腑亏虚。病机是受纳、运化、升降、统摄等功能的异常。

【相关脏腑】　病位在脾、胃，与肝、肾关系最为密切。

【主要病证】　胃气郁滞，受纳、腐熟功能失调，"不通则痛"，而发生胃痛、嘈杂、痞满；胃失和降，胃气上逆，则见呕吐、呃逆；久病气、痰、瘀交结，阻隔于食道和胃，出现吞咽时哽噎不顺，格塞难下，食而复出，则为噎膈；脏腑气机阻滞，气血运行不畅，"不通则痛"，或脏腑经脉失养，"不荣则痛"，则致腹痛；脾虚湿盛，脾运不健，肠腑传导失常，而致泄泻；湿热疫毒内蕴肠腑，腑气壅滞，气滞血阻，气血与邪气相搏结，脂膜血络受伤，腐败化为脓血而下痢赤白，则为痢疾；大肠传导失常，大便干结，排出艰难，则为便秘。

第一节 胃 痛

胃痛良苏散寒凝，柴胡主疏肝犯胃，
湿热中阻清中汤，保和主消食积停，
失笑丹参活瘀血，一贯芍甘阴虚更，
黄芪建中温脾胃，通则不痛含义精。

【证候特征】

1. 以上腹近心窝处胃脘部发生疼痛为特征，其疼痛有胀痛、刺痛、隐痛、剧痛等不同的性质。

2. 常伴食欲不振、恶心呕吐、嘈杂泛酸、嗳气吞腐等上消化道症状。

3. 发病特点：以中青年居多，多有反复发作病史，发作前多有明显的诱因，如天气变化，恼怒，劳累，暴饮暴食，饥饿，进食生冷、干硬、辛辣、醇酒，或服用有损脾胃的药物等。

【病因病机】

1. 早期由外感、饮食、情志所伤者，多为实证；后期常为脾胃虚弱，但往往虚实夹杂。

2. 病理因素主要有气滞、寒凝、热郁、湿阻、血瘀。

3. 基本病机是胃气阻滞，胃失和降，不通则痛。

4. 病位在胃，与肝、脾关系极为密切。

【辨证要点】

1. 辨寒热。

2. 辨虚实。

3. 辨气血。

4. 辨在胃、在肝、在脾。

【治则治法】

1. 治疗以理气和胃止痛为基本原则，审症求因，审因论治。

2. "通则不痛"，散寒、消食、理气、泄热、化瘀、除湿、养阴、温阳等治法均可起到"通"的作用。

【分证论治】

1. 寒邪客胃证：胃痛暴作，恶寒喜暖，得温痛减，遇寒加重，口淡不渴，或喜热饮，舌淡苔薄白，脉弦紧；温胃散寒，行气止痛；香苏散合良附丸加减。

2. 饮食伤胃证：胃脘疼痛，胀满拒按，嗳腐吞酸，或呕吐不消化食物，其味腐臭，吐后痛减，不思饮食，大便不爽，得矢气及便后稍舒，舌苔厚腻，脉滑；消食导滞，和胃止痛；保和丸加减。

3. 肝气犯胃证：胃脘胀痛，痛连两胁，遇烦恼则痛作或痛甚，嗳气、矢气则痛减，胸闷嗳气，喜长叹息，大便不畅，舌苔多薄白，脉弦；疏肝解郁，理气止痛；柴胡疏肝散加减。

4. 湿热中阻证：胃脘疼痛，痛势急迫，脘闷灼热，口干口苦，口渴而不欲饮，纳呆恶心，小便色黄，大便不畅，舌红，苔黄腻，脉滑数；清化湿热，理气和胃；清中汤加减。

5. 瘀血停胃证：胃脘疼痛，如针刺，似刀割，痛有定处，按之痛甚，痛时持久，食后加剧，入夜尤甚，或见吐血黑便，舌质紫暗或有瘀斑，脉涩；化瘀通络，理气和胃；失笑散合丹参饮加减。

6. 胃阴亏耗证：胃脘隐隐灼痛，似饥而不欲食，口燥咽干，五心烦热，消瘦乏力，口渴思饮，大便干结，舌红少津，脉细数；养阴益胃，和中止痛；一贯煎合芍药甘草汤加减。

7. 脾胃虚寒证：胃痛隐隐，绵绵不休，喜温喜按，空腹痛甚，得食则缓，劳累或受凉后发作或加重，泛吐清水，神疲纳呆，四肢倦怠，手足不温，大便溏薄，舌淡苔白，脉虚弱或迟缓；温中健脾，和胃止痛；黄芪建中汤加减。

附　吐　酸

泛吐酸水有两端，香砂六君左金丸，
寒热加减灵便用，病机指示属于肝。

【证候特征】
吐酸，即泛吐酸水，或口中发酸。

【病因病机】
1. 临床上当有寒热之分，肝胃之别。

2. 热证多由肝郁化热，横逆犯胃所致；寒证多由脾胃虚弱，肝气以强凌弱犯胃所致。总以肝气犯胃、胃失和降为基本病机。

3. 吐酸一证，与肝胃相关，然酸总为肝味，故治之当以从肝而论为根本。

【辨证要点】
辨寒热。

【分证论治】

1. **热证**：吞酸时作，嗳腐气秽，胃脘闷胀，两胁胀满，心烦易怒，口干口苦，咽干口渴，舌红，苔黄数；清泻肝火，和胃降逆；左金丸加味。

2. **寒证**：吐酸时作，嗳气酸腐，胸脘胀闷，喜唾涎沫，饮食喜热，四肢不温，大便溏泻，舌淡苔白，脉沉迟；温中散寒，和胃制酸；香砂六君子汤加味。

附 嘈杂

脘中饥嘈时作止，胃热温胆加连栀，

四君增味治胃虚，归脾汤主血虚时。

【证候特征】

胃中空虚，似饥非饥，似辣非辣，似痛非痛，莫可名状，时作时止。

【病因病机】

临证时常有胃热、胃虚、血虚之别。

【辨证要点】

辨虚实寒热。

【分证论治】

1. **胃热证**：嘈杂而兼恶心吞酸，口渴喜冷，口臭心烦，脘闷痰多，多食易饥，或似饥非饥，舌质红，苔黄干，脉滑数；清热化痰和中；温胆汤加黄连、栀子等。

2. **胃虚证**：嘈杂时作时止，口淡无味，食后脘胀，体倦乏力，不思饮食，舌质淡，脉虚；健脾益胃和中；四君子汤加味。

3. 血虚证：嘈杂而兼面白唇淡，头晕心悸，失眠多梦，舌质淡，脉细弱；益气养血和中；归脾汤化裁。

第二节　痞　满

痞满闷胀胸腹间，无形无痛按之软，
中焦气机失通降，湿热阻胃泻心连，
饮食停滞保和丸，二陈平胃痰湿蠲，
越鞠枳术调肝胃，虚痞补中益胃煎。

【证候特征】

1. 临床以胃脘痞塞，满闷不舒为主症，并有按之柔软，压之不痛，望无胀形的特点。

2. 发病缓慢，时轻时重，反复发作，病程漫长。

3. 多由饮食、情志、起居、寒温等因素诱发。

【病因病机】

1. 致病原因有外邪入里、食滞内停、痰湿中阻、情志失调、脾胃虚弱等。

2. 病机关键在于中焦气机不利，脾胃升降失职。

3. 痞满的病位主要在胃脘，与肝、脾密切相关。

【辨证要点】

1. 首辨虚实。

2. 次辨寒热。

【治则治法】

1. 基本治疗原则是调理脾胃升降，行气除痞消满。

2. 实证以泻法为主，分别施以消食导滞、除湿化痰、理气解郁、清热祛湿等法。

3. 虚证以补法为主，或健脾益胃，补中益气，或养阴益胃。

4. 如见虚实夹杂，则当虚实兼顾，消补兼施。

【分证论治】

（一）实痞

1. 饮食内停证：脘腹痞满而胀，进食尤甚，拒按，嗳腐吞酸，恶食呕吐，或大便不调，矢气频作，味臭如败卵，舌苔厚腻，脉滑；消食和胃，行气消痞；保和丸加减。

2. 痰湿中阻证：脘腹痞塞不舒，胸膈满闷，头晕目眩，身重困倦，呕恶纳呆，口淡不渴，小便不利，舌苔白厚腻，脉沉滑；除湿化痰，理气和中；二陈平胃汤加减。

3. 湿热阻胃证：脘腹痞闷，或嘈杂不舒，恶心呕吐，口干不欲饮，口苦，纳少，舌红苔黄腻，脉滑数；清热化湿，和胃消痞；泻心汤合连朴饮加减。

4. 肝胃不和证：脘腹痞闷，胸胁胀满，心烦易怒，善太息，呕恶嗳气，或吐苦水，大便不爽，舌质淡红，苔薄白，脉弦；疏肝解郁，和胃消痞；越鞠丸合枳术丸加减。

（二）虚痞

1. 脾胃虚弱证：脘腹满闷，时轻时重，喜温喜按，纳呆便溏，神疲乏力，少气懒言，语声低微，舌质淡，苔薄白，脉细弱；补气健脾，升清降浊；补中益气汤加减。

2. 胃阴不足证：脘腹痞闷，嘈杂，饥不欲食，恶心嗳气，口燥咽干，大便秘结，舌红少苔，脉细数；养阴益胃，调中消痞；益胃汤加减。

第三节　呕　吐

胃失和降气上逆，虚实详辨定缓急，
食伤外邪犯胃腑，保和藿香证有异。
痰饮半夏合苓桂，疏肝四七六君补，
理中健脾散虚寒，麦门堪为胃阴益。

【证候特征】

1. 初起呕吐量多，吐出物多有酸腐气味，久病呕吐，时作时止，吐出物不多，酸臭气味不甚。

2. 新病邪实，呕吐频频，常伴有恶寒，发热，脉实有力。久病正虚，呕吐无力，常伴精神委靡、倦怠、面色萎黄、脉弱无力等症。

3. 本病常有饮食不节、过食生冷、恼怒气郁或久病不愈等病史。

【病因病机】

1. 病因：早期多由外邪犯胃、饮食不节、情志失调所致；后期常为病后体虚导致脾胃虚弱。

2. 呕吐实者由外邪、饮食、痰饮、肝气等邪气犯胃，以致胃气痞塞，升降失调，气逆作呕；虚者为脾胃气阴亏虚，运化失常，不能和降。

3. 基本病机在于胃失和降，胃气上逆。

4. 病位在胃，与肝、脾关系最为密切。

【辨证要点】

首辨虚实。实证多由感受外邪、饮食停滞所致，发病较急，病程较短，呕吐量多，呕吐物多有酸臭味；虚证多属内伤，有气虚、阴虚之别，呕吐物不多，常伴有精神委靡、倦怠乏力、脉弱无力等症。

【治则治法】

1. 治疗以和胃降逆为原则。

2. 实者重在祛邪，分别施以解表、消食、化痰、解郁之法。

3. 虚者重在扶正，分别施以健运脾胃、益气养阴等法。

【分证论治】

（一）实证

1. 外邪犯胃证：突然呕吐，胸脘满闷，发热恶寒，头身疼痛，舌苔白腻，脉濡缓；疏邪解表，化浊和中；藿香正气散加减。

2. 食滞内停证：呕吐酸腐，脘腹胀满，嗳气厌食，大便或溏或结，舌苔厚腻，脉滑实；消食化滞，和胃降逆；保和丸加减。

3. 痰饮内阻证：呕吐清水痰涎，脘闷不食，头眩心悸，舌苔白腻，脉滑；温中化饮，和胃降逆；小半夏汤合苓桂术甘汤加减。

4. 肝气犯胃证：呕吐吞酸，嗳气频繁，胸胁胀痛，舌质红，苔薄腻，脉弦；疏肝理气，和胃降逆；四七汤加减。

（二）虚证

1. 脾胃气虚证：食欲不振，食入难化，恶心呕吐，脘部痞闷，大便不畅，舌苔白滑，脉象虚弦；健脾益气，和胃降逆；香砂六君子汤加减。

2. 脾胃阳虚证：饮食稍多即吐，时作时止，面色㿠白，倦怠乏力，喜暖恶寒，四肢不温，口干而不欲饮，大便溏薄，舌质淡，脉濡弱；温中健脾，和胃降逆；理中汤加减。

3. 胃阴不足证：呕吐反复发作，或时作干呕，似饥而不欲食，口燥咽干，舌红少津，脉象细数；滋养胃阴，降逆止呕；麦门冬汤加减。

第四节　噎　膈

噎即噎塞膈为拒，酒伤肾虚忧思郁，
虚实标本当首察，启膈润燥利痰气，
通幽瘀血最相宜，沙参津亏热结用，
气虚阳微实难治，补气运脾延生机。

【证候特征】

1. 噎即噎塞，指吞咽时哽噎不顺；膈为格拒，指饮食不下。轻症患者主要为胸骨后不适，烧灼感或疼痛，食物通过有滞留感或轻度梗阻感，咽部干燥或有紧缩感。

2. 重症患者见持续性、进行性吞咽困难，咽下梗阻即吐，吐出黏液或白色泡沫黏痰，严重时伴有胸骨后或背部肩胛区持续性钝痛，进行性消瘦。

3. 病人常有情志不畅、酒食不节、年老肾虚等病史。

【病因病机】

1. 噎膈与七情内伤、酒食不节、久病年老有关，致使气、痰、瘀交阻，津气耗伤，胃失通降而成。

2. 本病以气滞、痰阻、血瘀为标实，津枯血燥为本虚，在病理性质上表现为本虚标实。

3. 病位在食道，属胃气所主，所以其病变脏腑关键在胃，又与肝、脾、肾有密切关系。

【辨证要点】

1. 辨明虚实。

2. 分别标本。

【治则治法】

1. 治当急则治标，缓则治本。

2. 初起以标实为主，重在治标，以理气、化痰、消瘀、降火为法。

3. 后期以正虚为主，重在治本，以滋阴润燥、补气温阳为法。

【分证论治】

1. 痰气交阻证：吞咽梗阻，胸膈痞满，甚则疼痛，情志舒畅时稍可减轻，情志抑郁时则加重，嗳气呃逆，呕吐痰涎，口干咽燥，大便艰涩，舌质红，苔薄腻，脉弦滑；开郁化痰，润燥降气；启膈散加减。

2. 瘀血内结证：饮食难下，或虽下而复吐出，甚或呕出物如赤豆汁，胸膈疼痛，固着不移，肌肤枯燥，形体消瘦，舌质紫暗，脉细涩；滋阴养血，破血行瘀；通幽汤加减。

3. 津亏热结证：食入格拒不下，入而复出，甚则水饮难进，心烦口干，胃脘灼热，大便干结如羊屎，形体消瘦，皮肤干枯，小便短赤，舌质光红，干裂少津，脉细数；滋阴养血，润燥生津；沙参麦冬汤加减。

4. 气虚阳微证：水饮不下，泛吐多量黏液白沫，面浮足肿，面色㿠白，形寒气短，精神疲惫，腹胀便溏，舌质淡，苔白，脉细弱；温补脾肾；补气运脾汤加减。

附　反胃

食入反出胃家寒，脾胃虚寒腹胀满，
朝食暮吐朝吐暮，丁香透膈治弗难。

【证候特征】

食后脘腹胀满，朝食暮吐，暮食朝吐，吐出宿谷不化。

【病因病机】

饮食不当，饥饱无常，或嗜食生冷，损及脾阳，或忧愁思虑，有伤脾胃，中焦阳气不振，寒从内生，致脾胃虚寒，不能腐熟水谷，饮食入胃，停留不化，逆而向上，终致尽吐而出。反胃日久，可导致肾阳亦虚，下焦火衰，釜底无薪，不能腐熟水谷，则病情更为严重。

【治则治法】

温中健脾，降逆和胃。

【分证论治】

脾胃虚寒证：食后脘腹胀满，朝食暮吐，暮食朝吐，宿谷不化，吐后则舒，神疲乏力，面色少华，手足不温，大便溏薄，舌质淡，苔白滑，脉细缓无力；温中健脾，降气和胃；丁香透膈散加减。

第五节　呃　逆

胃气上逆呃呃呃，食乖正亏志不和，
实证胃寒或火逆，丁香竹叶柿蒂多，
若属气机郁滞型，五磨顺气勿蹉跎，
更有阳虚理中施，橘茹益胃阴虚卓。

【证候特征】

1. 以气逆上冲，喉间呃呃连声，声短而频，不能自止为主症，其呃声或高或低，或疏或密，间歇时间不定。

2. 常伴有胸膈痞闷、脘中不适、情绪不安等症状。

3. 多有受凉、饮食、情志等诱发因素，起病多较急。

【病因病机】

1. 多由饮食不当、情志不遂和正气亏虚等所致。

2. 病位在膈，病变的关键脏腑在胃，还与肝、脾、肺、肾有关。

3. 基本病机是胃失和降，膈间气机不利，胃气上逆动膈。

【辨证要点】

1. 辨生理病理。

2. 辨虚实寒热。

【治则治法】

1. 理气和胃，降逆止呃为基本治法。

2. 根据辨证的寒热虚实，分别施以祛寒、清热、补虚、泻实之法。

3. 对于危重病证中出现的呃逆，治当大补元气，急救胃气。

【分证论治】

1. 胃中寒冷证：呃逆沉缓有力，胸膈及胃脘不舒，得热则减，遇寒更甚，恶食冷饮，进食减少，喜食热饮，口淡不渴，舌苔白润，脉迟缓；温中散寒，降逆止呃；丁香散加减。

2. 胃火上逆证：呃声洪亮有力，冲逆而出，口臭烦渴，多喜冷饮，脘腹满闷，大便秘结，小便短赤，舌苔黄燥，脉滑数；清胃泄热，降逆止呃；竹叶石膏汤加减。

3. 气机郁滞证：呃逆连声，常因情志不畅而诱发或加重，胸胁满闷，脘腹胀满，肠鸣矢气，舌苔薄白，脉弦；顺气解郁，和胃降逆；五磨饮子加减。

4. 脾胃阳虚证：呃声低长无力，气不得续，泛吐清水，脘腹不舒，喜温喜按，面色㿠白，手足不温，食少乏力，大便溏薄，舌质淡，苔薄白，脉细弱；温补脾胃止呃；理中丸加减。

5. 胃阴不足证：呃声短促而不得续，口干咽燥，烦躁不安，不思饮食，或食后饱胀，大便干结，舌质红，苔少而干，脉细数；养胃生津，降逆止呃；益胃汤合橘皮竹茹汤加减。

第六节 腹 痛

腹痛脏腑气血分，寒热虚实审病因，
寒则良香热承气，虚则温补建中饮，
实痛疏肝气不运，日久少腹除瘀根，
另有食积枳实丸，通字义广法度深。

【证候特征】

1. 凡以胃脘以下，耻骨毛际以上部位疼痛为主要表现者，即为腹痛。其疼痛性质各异，若病因外感，突然剧痛，伴发症状明显者，属于急性腹痛；病因内伤，起病缓慢，痛势缠绵，则为慢性腹痛。

2. 注意与腹痛相关病因，脏腑经络相关的症状。

3. 根据性别、年龄、婚姻状况，与饮食、情志、受凉等关系，起病经过，其他伴发症状，以资鉴别何腑受病，明确病理性质。

【病因病机】

1. 由于外感时邪、饮食不节、情志失调及素体阳虚等导致气机郁滞，脉络痹阻或经脉失养而发生腹痛。

2. 腹痛的病理性质不外寒、热、虚、实四端，实为邪气郁滞，不通则痛；虚为中脏虚寒气血不能温养而痛。其病机不离"不通则痛"，各病因之间常相互联系，或相兼为病。

3. 基本病机为脏腑气机阻滞，气血运行不畅，经脉痹阻，"不通则痛"，或脏腑经脉失养，不荣则通。

【辨证要点】

1. 辨腹痛性质。腹痛要辨寒热、虚实、气血。

2. 辨腹痛部位。

【治则治法】

1. 治疗腹痛以"通"字立法。

2. 在辨明寒热虚实，在气在血的基础上，实证重在祛邪疏导，虚痛应温中补虚，益气养血；久痛入络，绵绵不愈者，采用辛润活血通络之法。

【分证论治】

1. 寒邪内阻证：腹痛拘急，遇寒痛甚，得温痛减，口淡不渴，形寒肢冷，小便清长，大便清稀或秘结，舌质淡，苔白腻，脉沉紧；散寒温里，理气止痛；良附丸合正气天香散加减。

2. 湿热壅滞证：腹痛拒按，烦渴引饮，大便秘结，或溏滞不爽，潮热汗出，小便短黄，舌质红，苔黄燥或黄腻，脉滑数；泄热通腑，行气导滞；大承气汤加减。

3. 饮食积滞证：脘腹胀满，疼痛拒按，嗳腐吞酸，恶食呕恶，痛而欲泻，泻后痛减，或大便秘结，舌苔厚腻，脉滑；消食导滞，理气止痛；枳实导滞丸加减。

4. 肝郁气滞证：腹部胀满闷，痛无定处，痛引少腹，或兼痛窜两胁，时作时止，得嗳气、矢气则舒，遇忧思恼怒则剧，舌质红，苔薄白，脉弦；疏肝解郁，理气止痛；柴胡疏肝散加减。

5. 瘀血内停证：腹痛较剧，痛如针刺，痛处固定，经久不愈，舌质紫暗，脉细涩；活血化瘀，和络止痛；少腹逐瘀汤加减。

6. 中脏虚寒证：腹痛绵绵，时作时止，喜温喜按，形寒肢冷，神疲乏力，气短懒言，胃纳不佳，面色无华，大便溏薄，舌质淡，苔薄白，脉沉细；温中补虚，缓急止痛；小建中汤加减。

第七节　泄　泻

泄泻便稀更衣烦，脾病湿盛最关键，
藿香正气除寒湿，湿热葛根汤芩连。
痛泻要方肝乘脾，保和食滞肠胃间，
参苓白术脾胃弱，四神泻在黎明前。

【证候特征】

1. 大便粪质稀溏，甚则如水样，大便次数增多；或次数不多，粪质清稀；或泻下完谷不化。

2. 常兼有腹胀、腹痛、肠鸣、纳呆。

3. 起病或急或缓。暴泻者多有暴饮暴食或误食不洁之物的病史。迁延日久，时发时止者，常由外邪、饮食或情志等因素诱发。

【病因病机】

1. 泄泻的病变主脏在脾，病理因素主要是湿，脾病湿盛是导致泄泻发生的关键所在。

2. 急性暴泻以湿盛为主，多因湿盛伤脾，或食滞生湿，壅滞中焦，脾不能运，脾胃不和，水谷清浊不分所致，病属实证。

3. 慢性久泻以脾虚为主，多由脾虚健运无权，水谷不化精微，湿浊内生，混杂而下，发生泄泻。

【辨证要点】

1. 辨暴泻与久泻。暴泻者起病较急，病程较短，泄泻次数频多；久泻者起病较缓，病程较长，泄泻呈间歇性发作。

2. 辨虚实。急性暴泻，泻下腹痛，痛势急迫拒按，泻后痛减，多属实证；慢性久泻，病程较长，反复发作，腹痛不甚，喜温喜按，神疲肢冷，多属虚证。

3. 辨寒热。大便清稀，或完谷不化者，多属寒证；大便色黄褐而臭，泻下急迫，肛门灼热者，多属热证。

4. 辨证候特征。

【治则治法】

1. 治疗原则为运脾化湿。

2. 急性暴泻以湿盛为主，重在化湿，佐以分利，根据寒湿与湿热的不同，分别采用温化寒湿和清化湿热之法，结合健运脾胃。

3. 慢性久泻以脾虚为主，当以健脾，佐以化湿利湿；若夹有肝郁者，宜配合抑肝扶脾；肾阳虚衰者，宜补火暖土。

【分证论治】

（一）暴泻

1. 寒湿内盛证：泄泻清稀，甚则如水样，脘闷食少，腹痛肠鸣，或兼外感风寒，则恶寒，发热，头痛，肢体酸痛，舌苔白或白腻，脉濡缓；芳香化湿，解表散寒；藿香正气散加减。

2. 湿热伤中证：泄泻腹痛，泻下急迫，或泻而不爽，粪色黄褐，气味臭秽，肛门灼热，烦热口渴，小便短黄，舌质红，苔黄腻，脉濡数或滑数；清热利湿，分利止泻；葛根芩连汤加减。

3. 食滞肠胃证：腹痛肠鸣，泻下粪便臭如败卵，泻后痛减，脘腹胀满，嗳腐酸臭，不思饮食，舌苔垢浊或厚腻，脉滑；消食导滞，和中止泻；保和丸加减。

（二）久泻

1. 脾胃虚弱证：大便时溏时泻，迁延反复，食少，食后脘闷不舒，稍进油腻饮食，则大便次数明显增多，面色萎黄，神疲倦怠，舌质淡，苔白，脉细弱；健脾益气，化湿止泻；参苓白术散加减。

2. 肾阳虚衰证：黎明之前脐腹作痛，肠鸣即泻，完谷不化，腹部喜暖，泻后则安，形寒肢冷，腰膝酸软，舌质淡，苔白，脉沉细；温肾健脾，固涩止泻；四神丸加减。

3. 肝气乘脾证：素有胸胁胀闷，嗳气食少，每在抑郁恼怒，或情绪紧张之时，发生腹痛泄泻，腹中雷鸣，攻窜作痛，矢气频作，舌淡红，脉弦；抑肝扶脾；痛泻要方加减。

第八节　痢　疾

痢下赤白并腹痛，里急后重夏秋生，

湿热疫毒内伤食，损伤脾胃肠澼成，
疫毒芍药白头翁，湿热芍药定权衡，
寒湿不换重温化，阴虚驻车阿黄连，
真人桃花治虚寒，连理休息痢收功。

【证候特征】

1. 临床以腹痛，里急后重，大便次数增多，泻下赤白脓血便为特征。

2. 暴痢起病突然，病程短，可伴恶寒、发热等；久痢起病缓慢，反复发作，迁延不愈；疫毒痢病情严重而病势凶险，以儿童为多见，起病急骤，在腹痛、腹泻尚未出现之时，即有高热神疲，四肢厥冷，面色青灰，呼吸浅表，神昏惊厥，而痢下、呕吐并不一定严重。

3. 多有饮食不洁史。急性起病者多发生在夏秋之交，久痢则四季皆可发生。

【病因病机】

1. 主要病因是外感时疫邪毒，内伤不洁饮食。

2. 主要病机为邪蕴肠腑，气血壅滞，传导失司，脂络受伤而成痢。

3. 病位在肠，与脾胃关系密切，可涉及肾。

【辨证要点】

1. 辨久暴，察虚实主次。暴痢发病急，病程短，腹痛胀满，痛而拒按，痛势窘迫欲便，便后里急后重暂时减轻者为实；久痢发病慢，时轻时重，病程长，腹痛绵绵，痛而喜按，便后里急后重不减，坠胀甚者，常为虚中夹实。

2. 识寒热偏重。大便排出脓血，色鲜红，甚至紫黑，浓厚黏稠腥臭，腹痛，里急后重感明显，口渴喜冷，口臭，小便黄或短赤，舌质红，苔黄腻，脉滑数者属热；大便排出赤白清稀，白多赤少，清淡无臭，腹痛喜按，里急后重感不明显，面白肢冷形寒，舌淡苔白，脉沉细者属寒。

3. 辨伤气、伤血。下痢白多赤少，湿邪伤及气分；赤多白少，或以血为主者，热邪伤及血分。

【治则治法】

1. 热痢清之，寒痢温之，初痢实则通之，久痢虚则涩（补）之，寒热交错者清温并用，虚实夹杂者攻补兼施。

2. 调和气血。痢疾为患，不论虚实，肠中总有滞，气血失于调畅。因此，消导、去滞、调气、和血行血为治痢的基本方法。在具体运用时必须根据证情的虚实缓急灵活运用。

3. 存胃气。"人以胃气为本，而治痢尤要"，说明顾护胃气应贯穿于治痢过程之始终。

4. 虚证久痢，中焦气虚，脾胃亏损，阳气不振，滑脱不禁，故应用温养之法，兼以收涩固摄，温补中焦，健运脾胃，固摄肠腑，慎用攻伐之品。若痢久时发时止，多因治不得法，止涩太早，以致正虚邪恋，治宜扶正祛邪。

5. 治疗禁忌：忌过早补涩，忌峻下攻伐，忌分利小便等，以免留邪或伤正气。

【分证论治】

1. 湿热痢：腹部疼痛，里急后重，痢下赤白脓血，黏稠如胶冻，腥臭，肛门灼热，小便短赤，舌质红，苔黄腻，脉滑数；清肠化湿，调气和血；芍药汤加减。

2. 疫毒痢：起病急骤，壮热口渴，头痛烦躁，恶心呕吐，大便频频，痢下鲜紫脓血，腹痛剧烈，后重感特著，甚者神昏惊厥，舌质红绛，舌苔黄燥，脉滑数或脉微欲绝；清热解毒，凉血除积；白头翁汤合芍药汤加减。

3. 寒湿痢：腹痛拘急，痢下赤白黏冻，白多赤少，或纯为白冻，里急后重，口淡乏味，脘胀腹满，头身困重，舌质淡，苔白腻，脉濡缓；温中燥湿，调气和血；不换金正气散加减。

4. 阴虚痢：痢下赤白，日久不愈，脓血黏稠，或下鲜血，脐下灼痛，虚坐努责，食少，心烦口干，至夜转剧，舌红绛少津，苔腻或花剥，脉细数；养阴和营，清肠化湿；黄连阿胶汤合驻车丸加减。

5. 虚寒痢：腹部隐痛，缠绵不已，喜温喜按，痢下赤白清稀，或为白冻，甚则滑脱不禁，肛门坠胀，便后更甚，形寒畏冷，四肢不温，食少神疲，腰膝酸软，舌质淡，苔薄白，脉沉细而弱；温补脾肾，收涩固脱；桃花汤合真人养脏汤加减。

6. 休息痢：下痢时发时止，迁延不愈，常因饮食不当、受凉、劳累而发，发时大便次数增多，夹有赤白黏冻，腹胀食少，倦怠嗜卧，舌质淡苔腻，脉濡软或虚数；温中清肠，调气化滞；连理汤加减。

第九节　便　秘

便秘脾肾关系密，胃肠传导论病机，
不通艰涩便时长，治分热冷与气虚。
热结麻丸六磨气，温脾半硫治冷秘，
黄芪汤擅气不运，尊生润肠治血虚，
阴虚增液润肠道，济川温阳通便秘。

【证候特征】

1. 排便间隔时间超过自己的习惯 1 天以上，或两次排便时间间隔 3 天以上。

2. 大便粪质干结，排出艰难，或欲大便而艰涩不畅。

3. 常伴有腹胀、腹痛、口臭、纳差及神疲乏力、头眩心悸等症。

4. 常有饮食不节、情志内伤、劳倦过度等病史。

【病因病机】

1. 发病常与饮食不节、情志失调、外邪犯胃、禀赋不足等有关。

2. 病机为大肠传导功能失常，便秘的病位主要在大肠，与肺、脾、胃、肝、肾关系密切，而以脾、肾最为重要。

3. 便秘不外寒、热、虚、实四个方面，燥热内结于肠胃者，属热秘；气机郁滞者属实秘；气血阴阳亏虚者，为虚秘；阴寒积滞者，为冷秘或寒秘。

【辨证要点】

分清寒热虚实。

【治则治法】

1. 便秘的治疗虽以通下为原则，但决不可单纯用泻下药。

2. 实秘当以祛邪为主，予泄热、温散、通导之法；虚秘则以扶正为先，予益气温阳、滋阴养血为法。

【分证论治】

（一）实秘

1. 热秘：大便干结，腹胀腹痛，口干口臭，面红心烦，或有身热，小便短赤，舌红，苔黄燥，脉滑数；泄热导滞，润肠通便；麻子仁丸加减。

2. 气秘：大便干结，或不甚干结，欲便不得出，排便而不爽，肠鸣矢气，腹中胀痛，嗳气频作，纳食减少，胸胁痞满，舌苔薄腻，脉弦；顺气导滞；六磨汤加减。

3. 冷秘：大便艰涩，腹痛拘急，胀满拒按，胁下偏痛，手足不温，呃逆呕吐，舌苔白腻，脉弦紧；温里散寒，通便止痛；温脾汤合半硫丸加减。

（二）虚秘

1. 气虚秘：大便并不干硬，虽有便意，但排便困难，用力努挣则汗出气短，便后乏力，面白神疲，肢倦懒言，舌淡苔白，脉弱；益气润肠；黄芪汤加减。

2. 血虚秘：大便干结，面色无华，头晕目眩，心悸气短，健忘，口唇色淡，舌淡苔白，脉细；养血润燥；润肠丸加减。

3. 阴虚秘：大便干结，如羊屎状，形体消瘦，头晕耳鸣，两颧红赤，心烦少眠，潮热盗汗，腰膝酸软，舌红少苔，脉细数；滋阴通便；增液汤加减。

4.阳虚秘：大便干或不干，排出困难，小便清长，面色㿠白，四肢不温，腹中冷痛，或腰膝酸冷，舌淡苔白，脉沉迟；温阳通便；济川煎加减。

第四章　肝胆系病证

【生理特点】　肝主疏泄，主藏血，主筋，开窍于目；胆附于肝，内藏"精汁"，主决断，肝经属肝络胆，肝胆相为表里。肝为刚脏，体阴用阳，喜条达而恶抑郁。

【病理表现】　气机的调畅、血液的贮藏调节和胆汁疏泄功能的异常。

【相关脏腑】　病位在肝、胆，与脾、肾、脑关系最为密切。

【主要病证】　肝气失疏，络脉失和，则为胁痛；气血壅结，肝体失和，腹内结块，形成积聚；湿邪壅滞，肝胆失泄，胆汁泛溢，则发生黄疸；肝脾肾失调，气血水互结，酿生鼓胀；风阳上扰，或阴血不承，则致头痛、眩晕；风阳暴升，夹痰夹瘀，气血逆乱，上冲于脑，则为中风；肝郁气滞，痰瘀互结，颈前喉结两旁结块肿大，则为瘿病；疟邪伏于少阳，出入营卫，邪正相争，发为疟疾。

第一节　胁　痛

胁痛病源主肝胆，实多虚少气血辨，
滞瘀湿热肝阴虚，以通为主虚滋肝。
气郁当疏柴胡散，瘀血血府或复元，

肝胆湿热龙胆妙，养阴柔肝一贯煎。

【证候特征】

1. 以一侧或两侧胁肋部反复发作性疼痛为主要表现。胁痛的性质可以表现为刺痛、胀痛、灼痛、隐痛、钝痛等。

2. 部分病人可伴有胸闷、腹胀、嗳气呃逆、急躁易怒、口苦纳呆、厌食恶心等症状。

3. 常有饮食不节、情志内伤、感受外湿或劳欲久病等病史。

【病因病机】

1. 病因以情志不遂、饮食不节、跌仆损伤、久病体虚为多见。

2. 病机关键是肝络失和，病理变化可归结为"不通则痛"与"不荣则痛"，病理因素不外气滞、血瘀、湿热三者。

3. 病机有虚实两端，因肝郁气滞、瘀血停着、湿热蕴结所导致的胁痛属实证，为"不通则痛"；因阴血不足、肝络失养所导致的胁痛则为虚证，属"不荣则痛"。

4. 胁痛主要责之于肝、胆，并与脾、胃及肾密切相关。

【辨证要点】

1. 辨在气在血。

2. 辨属虚属实。

【治则治法】

1. 治疗应以疏肝和络止痛为基本治则。

2. 不通而痛者属实，宜用疏通之法使之通，应根据气滞、血瘀、湿热等不同情况，分别采用疏肝解郁、活血通络、清热利湿等法。

3. 不荣而痛者属虚，宜用补益之法使之荣，应根据阴血亏虚的不同情况，分别采用滋阴、养血、柔肝之法。

【分证论治】

1. 肝郁气滞证：胁肋胀痛，走窜不定，甚则引及胸背肩臂，疼痛每因情志变化而增减，胸闷腹胀，嗳气频作，得嗳气而胀痛稍舒，纳少口苦，舌苔薄白，脉弦；疏肝理气；柴胡疏肝散加减。

2. 肝胆湿热证：胸胁胀痛或灼烧疼痛，口苦口黏，胸闷纳呆，恶心呕吐，小便黄赤，大便不爽，或兼有身热恶寒，身目发黄，舌红苔黄腻，脉弦滑数；清热利湿；龙胆泻肝汤加减。

3. 瘀血阻络证：胁肋刺痛，痛有定处，痛处拒按，入夜痛甚，胁肋下或见有癥块，舌质紫暗，脉象沉涩；祛瘀通络；血府逐瘀汤或复元活血汤加减。

4. 肝络失养证：胁肋隐痛，悠悠不休，遇劳加重，口干咽燥，心中烦热，头晕目眩，舌红少苔，脉细弦而数；养阴柔肝；一贯煎加减。

第二节　黄　疸

黄疸病由湿邪生，色分暗滞与鲜明，

阳黄热重茵陈施，湿多甘露配五苓。

胆腑郁热大柴胡，急黄毒盛犀角灵，

黄芪建中脾虚滞，阴黄术附寒湿凝，

湿热留恋四苓散，柴胡归芍肝脾应，

尚有木郁瘀血积，逍遥鳖甲随证定。

【证候特征】

1. 目黄、身黄、小便黄是黄疸三大主症，其中目睛黄染为本病的重要特征。

2. 常伴有食欲减退、恶心呕吐、胁痛腹胀等症状。

3. 常有外感湿热疫毒，内伤酒食不节，或有胁痛、癥积等病史。

【病因病机】

1. 病因有外感和内伤两个方面。外感多属湿热、疫毒侵袭所致，内伤常与饮食、劳倦、病后有关。

2. 病机关键是湿，由于湿邪困遏脾胃，壅塞肝胆，疏泄失常，胆汁泛溢而发生黄疸。病理因素有湿邪、热邪、寒邪、疫毒、气滞、瘀血诸端，其中以湿邪为主。

3. 病变脏腑主要在脾、胃、肝、胆，所病脏腑间又可相互传变。

4. 黄疸有热化、寒化之分，湿从热化者，湿热熏蒸肝胆，胆汁泛于肌肤，每发阳黄；湿从寒化，阻遏胆汁，胆汁浸渍肌肤，每发阴黄。

【辨证要点】

1. 辨阳黄、阴黄、急黄。

阳黄多由湿热之邪所致，其黄色泽鲜明如橘，伴发热、小便短赤、大便燥结，舌红、苔黄腻，脉弦滑数。

阴黄由脾胃虚寒、寒湿内阻，或肝郁血瘀所致，其色虽黄，但色泽晦暗，伴脘腹痞满、畏寒神疲、气短乏力，舌淡白、苔白腻，脉濡缓，或舌质紫暗有瘀斑，脉弦涩。

急黄则由疫毒引发，热毒炽盛，营血耗伤，其起病急骤，色黄如金，伴神昏谵语、壮热烦渴，舌质红绛，脉弦细数或弦数等。

2. 辨阳黄之湿热轻重。

热重于湿者，身目俱黄，色泽鲜明，发热口渴，大便燥结，舌苔黄腻，脉弦数。

湿重于热者，身目俱黄，色泽不如热甚者鲜明，头身困重，胸满脘痞，舌苔白腻微黄，脉濡数。

3. 辨阴黄之寒湿与血瘀。

凡因脾胃虚弱，寒湿内阻者，黄色多晦暗不泽，或如烟熏，神疲畏寒，舌苔白腻，脉濡缓。

瘀血阻滞，胆液失于疏泄者，色黄而晦暗，面色黧黑，舌质紫暗，多见瘀斑，或见胁下积块，脉弦涩。

【治则治法】

1. 黄疸的治疗大法，主要为化湿邪，利小便。

2. 化湿可以退黄，阳黄证以清热利湿为主，必要时通利腑气，以使湿热下泄。

3. 急黄证的治疗以清热解毒，凉营开窍为主，并随病证之变化，择用攻下、开窍之法。

4. 阴黄证应依据寒湿或血瘀的不同情况，分别采用温化寒湿、化瘀退黄之法。

5. 黄疸的中末期治疗应重在健脾疏肝、活血化瘀。

【分证论治】

(一) 阳黄

1. 热重于湿证：身目俱黄，黄色鲜明，发热口渴，或见心中懊侬，腹部胀闷，口干而苦，恶心呕吐，小便短少黄赤，大便秘结，舌苔黄腻，脉象弦数；清热通腑，利湿退黄；茵陈蒿汤加减。

2. 湿重于热证：身目俱黄，黄不及热重于湿者鲜明，头重身困，脘腹痞满，食欲减退，恶心呕吐，腹胀或大便溏垢，舌苔厚腻微黄，脉象濡数或濡缓；利湿化浊运脾，佐以清热；茵陈五苓散合甘露消毒丹加减。

3. 胆腑郁热证：身目发黄，黄色鲜明，上腹、右胁胀闷疼痛，牵引肩背，身热不退，或寒热往来，口苦咽干，呕吐呃逆，尿黄赤，大便秘结，苔黄舌红，脉弦滑数；疏肝泄热，利胆退黄；大柴胡汤加减。

4. 疫毒炽盛证（急黄）：发病急骤，黄疸迅速加深，其色如金，皮肤瘙痒，高热口渴，胁痛腹满，神昏谵语，烦躁抽搐，或见衄血、便血，或肌肤出现瘀斑，舌质红绛，苔黄而燥，脉弦滑或数；清热解毒，凉血开窍；犀角散加味。

(二) 阴黄

1. 寒湿阻遏证：身目俱黄，黄色晦暗，或如烟熏，脘腹痞胀，纳谷减少，大便不实，神疲畏寒，口淡不渴，舌质淡苔腻，脉濡缓或沉迟；温中化湿，健脾和胃；茵陈术附汤加减。

2. 脾虚湿滞证：面目及肌肤淡黄，甚则晦暗不泽，肢软乏力，心悸气短，大便溏薄，舌质淡苔薄，脉濡细；健脾养血，利湿退黄；黄芪建中汤加减。

（三）黄疸消退后的调治

1. 湿热留恋证：脘痞腹胀，胁肋隐痛，饮食减少，口中干苦，小便黄赤，苔腻，脉濡数；清热利湿；茵陈四苓散加减。

2. 肝脾不调证：脘腹痞闷，肢倦乏力，胸胁隐痛不适，饮食欠香，大便不调，舌苔薄白，脉来细弦；调和肝脾，理气助运；柴胡疏肝散或归芍六君子汤加减。

3. 气滞血瘀证：胁下结块，隐痛、刺痛不适，胸胁胀闷，面颈部见有赤丝红纹，舌有紫斑或紫点，脉涩；疏肝理气，活血化瘀；逍遥散合鳖甲煎丸加减。

附　萎黄

萎黄肌肤淡黄色，倦怠干萎无光泽，
黄芪人参益气血，调理脾胃为要则。

【证候特征】
皮肤萎黄不华，呈淡黄色，干萎无光泽，伴倦怠乏力，且目睛不黄，小便不黄。

【病因病机】
病机重在脾胃虚寒，气血亏虚。

【分证论治】
脾胃虚寒证：面色萎黄，神疲乏力，食后脘腹胀满，纳呆，头晕，健忘，舌质淡，苔薄，脉细缓无力；调理脾胃，益气补血；黄芪建中汤或人参养营汤加减。

第三节　积　聚

腹内结块胀或痛，积聚病形各不同，
聚证肝郁逍遥顺，六磨食滞痰阻通。
积初柴胡失笑合，日久君补膈下攻，
正虚八珍化积施，重证切记图缓攻。

【证候特征】

1. 聚证以腹中气聚攻窜胀痛、时作时止，发作时可见腹部气聚胀满，缓解时则气聚胀满消失为临床特征；积证以腹部扪及或大或小、质地或软或硬的包块，或胀或痛为临床特征。

2. 常有情志不调、饮食不节、感受外邪或有黄疸、胁痛等病史。

【病因病机】

1. 积聚的病因有寒邪、湿热、痰浊、食滞、虫积等方面。

2. 病机关键在于气机阻滞，瘀血内结。聚证以气滞为主，积证以血瘀为主。其形成每与正气亏虚密切相关。

3. 病位主要在肝、脾。

4. 积聚初起，气滞血瘀，邪气壅实，正气未虚，病理性质多属实；积聚日久，病势较深，正气耗伤，可转为虚实夹杂之证；病至后期，气血衰少，体质羸弱，则往往以正虚为主。

【辨证要点】

1. 明辨积聚之异。聚证病在气分，多属于腑，病机以气机阻滞为主，望之有形，按之聚散无常，痛无定处；积证则病在血分，多属于脏，病机以痰凝血结为主，触之可见结块，且固定不移，痛有定处。

2. 辨虚实主次。聚证多实证，积证多本虚标实。

3. 辨积证初、中、末三期。初期正气尚盛，邪气虽实而不甚，表现为积块形小，按之不坚；中期正气已虚，邪气渐甚，表现为积块增大，按之较硬；末期正气大伤，邪盛已极，表现为积块明显增大，按之坚硬。

【治则治法】

1. 治疗应以行气散结、活血化瘀为基本大法。

2. 聚证病在气分，故重在调气，疏肝理气、行气消聚为其常法；积证病在血分，故重在理血，活血化瘀、软坚散结乃其常法。

3. 积证初期重在攻邪，中期宜攻补兼施，末期则重在培补元气，养正除积。

4. 治疗上始终要注意顾护正气，攻伐药物不可过用。

【分证论治】

（一）聚证

1. 肝气郁结证：腹中结块柔软，时聚时散，攻窜胀痛，脘胁胀闷不适，舌苔薄，脉弦；疏肝解郁，行气散结；逍遥散、木香顺气散加减。

2. 食滞痰阻证：腹胀或痛，腹部时有条索状物聚起，按之胀痛更甚，便秘，纳呆，舌苔腻，脉弦滑；理气化痰，导滞散结；六磨汤加减。

（二）积证

1. 气滞血阻证：腹部积块软而不坚，固定不移，胀痛不适，舌苔薄，脉弦；理气消积，活血散瘀；柴胡疏肝散合失笑散加减。

2. 瘀血内结证：腹部积块明显，质地较硬，固定不移，隐痛或刺痛，形体消瘦，纳食减少，面色晦暗黧黑，面、颈、胸、臂或有血痣赤缕，女子可见月事不下，舌质紫或有瘀斑、瘀点，脉细涩；祛瘀软坚，佐以扶正健脾；膈下逐瘀汤合六君子汤加减。

3. 正虚瘀结证：久病体弱，积块坚硬，隐痛或剧痛，饮食大减，肌肉瘦削，神疲乏力，面色萎黄或黧黑，甚则面浮肢肿，舌质淡紫，或光剥无苔，脉细数或弦细；补益气血，活血化瘀；八珍汤合化积丸加减。

第四节　鼓　胀

鼓胀气血水交凝，肝脾肾脏常俱病，
气滞柴胡胃苓选，水湿实脾温而行，
水热中满合茵陈，肝脾血瘀需调营，
六味一贯主阴虚，附子济生阳虚平。

【证候特征】

1. 临床以腹大胀满，绷急如鼓，皮色苍黄，脉络显露为特征，初起脘腹作胀，食后尤甚，继而腹部胀大如鼓，重者腹壁青筋显露，脐孔突起。

2. 常伴乏力、纳差、尿少及齿衄、鼻衄、皮肤紫斑等出血现象，可见面色萎黄、黄疸、手掌殷红、面颈胸部红丝赤缕、血痣及蟹爪纹。

3. 本病常有酒食不节、情志内伤、虫毒感染或黄疸、胁痛、癥积等病史。

【病因病机】

1. 病因多为胁痛、黄疸、癥积迁延不愈，或感染血吸虫，以及酒食不节、情志所伤。

2. 鼓胀形成，肝、脾、肾功能失调是关键。基本病理变化总属肝、脾、肾三脏功能失调，气滞、血瘀、水饮互结，停于腹中。

3. 所涉及的脏腑主要是肝、脾、肾。病理性质是本虚标实，虚实错杂。

【辨证要点】

辨本虚标实。

【治则治法】

1. 本病总以攻补兼施为治则。

2. 治法有理气消胀，活血化瘀，利尿逐水，扶正培本诸法。

3. 早期以祛邪为主，中期和晚期均宜攻补兼施，中期以利水消胀为目的，晚期应重视严重并发症的防治。

【分证论治】

1. 气滞湿阻证：腹胀按之不坚，胁下胀满或疼痛，饮食减少，食后胀甚，嗳气、矢气后稍减，小便短少，舌苔薄白腻，脉弦；疏肝理气，运脾利湿；柴胡疏肝散合胃苓汤加减。

2. 水湿困脾证：腹大胀满，按之如囊裹水，甚则颜面微浮，下肢水肿，脘腹痞胀，得热稍舒，精神困倦，怯寒懒动，小便少，大便溏，舌苔白腻，脉缓；温中健脾，行气利水；实脾饮加减。

3. 水热蕴结证：腹大坚满，脘腹胀急，烦热口苦，渴不欲饮，或有面、目、皮肤发黄，小便赤涩，大便秘结或溏垢，舌边尖红，苔黄腻或兼灰黑，脉象弦数；清热利湿，攻下逐水；中满分消丸合茵陈蒿汤加减。

4. 瘀结水留证：脘腹坚满，青筋显露，胁下癥结痛如针刺，面色晦暗黧黑，或见赤丝血缕，面、颈、胸、臂出现血痣或蟹爪纹，口干不欲饮水，或见大便色黑，舌质紫暗或有紫斑，脉细涩；活血化瘀，行气利水；调营饮加减。

5. 阳虚水盛证：腹大胀满，形似蛙腹，朝宽暮急，面色苍黄，或呈㿠白，胸闷纳呆，神倦怯寒，肢冷水肿，小便短少不利，舌体淡，质紫，苔淡白，脉沉细无力；温补脾肾，化气利水；附子理苓汤或济生肾气丸加减。

6. 阴虚水停证：腹大胀满，或见青筋暴露，面色晦滞，唇紫，口干而燥，心烦失眠，时或鼻衄，牙龈出血，小便短少，舌质红绛少津，苔少或光剥，脉弦细数；滋肾柔肝，养阴利水；六味地黄丸合一贯煎加减。

第五节　头　痛

头痛外感与内伤，风寒川芎茶调良，

风热芎芷湿羌活，肝亢天麻钩藤尝，

血虚四物肾元煎，痰浊夏术天麻汤，

瘀血通窍灵便用，引经加药效增强。

【证候特征】

1. 以头部疼痛为主要临床表现。

2. 头痛部位可发生在前额、两颞、巅顶、枕项和全头部。疼痛性质可为跳痛、刺痛、胀痛、灼痛、重痛、空痛、昏痛、隐痛等。头痛形式可为突然发作，或缓慢起病，或反复发作，时痛时止。疼痛的持续时间可长可短，可数分钟、数小时或数天、数周，甚则长期疼痛不已。

3. 外感头痛者多有起居不慎，感受外邪的病史；内伤头痛者常有饮食、劳倦、房事不节、病后体虚等病史。

【病因病机】

1. 头痛之因有外感与内伤两端。外感头痛多因六淫邪气侵袭，外邪上扰清空，壅滞经络，络脉不通所致；内伤多与情志不遂、饮食劳倦、跌仆损伤、体虚久病、禀赋不足、房劳过度等因素导致肝、脾、肾三脏功能失调有关。

2. 头痛的主要病机是脉络阻闭，神机受累，清窍不利。风、火、痰、瘀、虚是致病的主要因素。

3. 病位在头，涉及脾、肝、肾等脏腑。

【辨证要点】

1. 辨外感与内伤。外感头痛起病较急，病程短，疼痛较剧烈，常伴外邪犯肺卫之征；内伤头痛起病缓慢，病程较长，常反复发作，时轻时重。

2. 辨头痛之相关经络脏腑。太阳头痛，多在头后部，下连于项；阳明头痛，多在前额及眉棱骨等处；少阳头痛，多在头两侧，并连及耳部；厥阴头痛，则在巅顶部位，或连于目系。

3. 辨疼痛性质。因于风寒者，头痛剧烈而连项背；因于风热者，头胀痛如裂；因于风湿者，头痛如裹；因于痰湿者，头重坠；因于肝火者，头痛呈跳痛；因于肝阳者，头痛而胀；因于瘀血者，头痛剧烈而部位固定；因于虚者，头隐痛绵绵，或空痛。

【治则治法】

1. 外感头痛多属实证，治疗主以疏风，兼以散寒、清热、祛湿。

2. 内伤头痛据其虚实，治疗虚者以滋阴养血、益肾填精为主；实证当平肝、化痰、行瘀；虚实夹杂者，酌情兼顾。

3. 根据头痛部位的不同，参照经络循行部位选用适当的引经药，可以提高疗效。一般太阳头痛选用羌活、蔓荆子、葛根；阳明头痛选用葛根、白芷；少阳头痛选用柴胡、川芎；厥阴头痛选用藁本、吴茱萸；太阴头痛选用苍术；少阴头痛选用细辛。久痛不愈，头痛较剧烈者，宜选用搜风通络之虫类药物。

【分证论治】

(一) 外感头痛

1. 风寒头痛：头痛连及项背，常有拘急收紧感，或伴恶风畏寒，遇风尤剧，口不渴，苔薄白，脉浮紧；疏散风寒止痛；川芎茶调散加减。

2. 风热头痛：头痛而胀，甚则头胀如裂，发热或恶风，面红目赤，口渴喜饮，大便不畅，或便秘，溲赤，舌尖红，苔薄黄，脉浮数；疏风清热和络；芎芷石膏汤加减。

3. 风湿头痛：头痛如裹，肢体困重，胸闷纳呆，大便或溏，苔白腻，脉濡；祛风胜湿通窍；羌活胜湿汤加减。

（二）内伤头痛

1. 肝阳头痛：头昏胀痛，两侧为重，心烦易怒，夜寐不宁，口苦面红，或兼胁痛，舌红苔黄，脉弦数；平肝潜阳息风；天麻钩藤饮加减。

2. 血虚头痛：头痛隐隐，时时昏晕，心悸失眠，面色少华，神疲乏力，遇劳加重，舌质淡，脉细弱；养血滋阴，和络止痛；加味四物汤加减。

3. 痰浊头痛：头痛昏蒙，胸脘痞闷，纳呆呕恶，舌苔白腻，脉滑或弦滑；健脾燥湿，化痰降逆；半夏白术天麻汤加减。

4. 肾虚头痛：头痛且空，眩晕耳鸣，腰膝酸软，神疲乏力，滑精带下，舌红少苔，脉细无力；养阴补肾，填精生髓；大补元煎加减。

5. 瘀血头痛：头痛经久不愈，痛处固定不移，痛如锥刺，或有头部外伤史，舌紫暗，或有瘀斑、瘀点，苔薄白，脉细或细涩；活血化瘀，通窍止痛；通窍活血汤加减。

第六节　眩　晕

诸风掉眩肝风荡，髓亏血乏痰火伤，

晕眩呕恶汗自泄，急标缓本辨证昌，

肝阳上亢天麻潜，气血亏虚归脾汤，

痰浊夏术瘀通窍，肾亏左归右归方。

【证候特征】

1. 头晕目眩，视物旋转，轻者闭目即止，重者如坐车船，甚至仆倒。

2. 严重者可伴有头痛、项强、恶心呕吐、眼球震颤、耳鸣耳聋、汗出、面色苍白表现。

3. 多有情志不遂、年高体虚、饮食不节、跌仆损伤等病史。

【病因病机】

1. "诸风掉眩，皆属于肝""无痰不作眩""无虚不作眩"。

2. 基本病理变化不外虚实两端，虚者为髓海不足，或气血亏虚，清窍失养；实者为风、火、痰、瘀扰乱清空。归纳起来不外风、火、痰、瘀、虚五端，病变性质为本虚标实。

3. 病位在头窍，与肝、脾、肾三脏密切相关。

【辨证要点】

1. 辨标本虚实。发作期治标为主，缓解期治本为先。

2. 辨相关脏腑。

【治则治法】

1. 眩晕的治疗原则不外补虚泻实，调整阴阳。

2. 实者多予平肝息风，清肝泻火，化痰行瘀；虚者宜滋养肝肾，补益气血，填精生髓；虚实夹杂者当区别标本主次，兼顾治疗。

【分证论治】

1. 肝阳上亢证：眩晕，耳鸣，头目胀痛，口苦，失眠多梦，遇烦劳恼怒而加重，甚则仆倒，颜面潮红，烦躁易怒，肢麻震颤，舌红苔黄，脉弦或数；平肝潜阳，清火息风；天麻钩藤饮加减。

2. 气血亏虚证：眩晕动则加剧，劳累即发，面色㿠白，神疲乏力，倦怠懒言，唇甲不华，发色不泽，心悸少寐，纳少腹胀，舌淡苔薄白，脉细弱；补益气血，调养心脾；归脾汤加减。

3. 肾精不足证：眩晕日久不愈，精神委靡，腰膝酸软，少寐多梦，健忘，两目干涩，视力减退，或遗精滑泄，耳鸣齿摇，或颧红咽干，五心烦热，舌红少苔，脉细数，或面色㿠白，形寒肢冷，舌质淡嫩，苔白，脉弱尺甚；偏阴虚者，治以滋养肝肾，益精填髓；偏阳虚者，治以温补肾阳，填精补髓；左归丸加减或右归丸加减。

4. 痰湿中阻证：眩晕，头重昏蒙，或伴视物旋转，胸闷恶心，呕吐痰涎，食少多寐，舌苔白腻，脉濡滑；化痰祛湿，健脾和胃；半夏白术天麻汤加减。

5. 瘀血阻窍证：眩晕，头痛，兼见健忘，失眠，心悸，精神不振，耳鸣耳聋，面唇紫暗，舌暗有瘀斑，脉涩或细涩；祛瘀生新，活血通窍；通窍活血汤加减。

第七节 中 风

总括

中风卒起证多端，气血虚火及风痰，
肝肾阴虚为根本，真中类中外邪辨。

中经络

络脉空虚风邪袭，真方白丸祛风痹，
天麻钩藤平风阳，镇肝息风滋阴虚。

中脏腑

中脏闭脱必须分，突然昏倒不知人，
口噤手握二便闭，脱则手撒汗如淋，
阳闭羚钩桃仁治，至宝安宫急灌进，
阴闭涤痰苏合香，脱证参脉复阳阴。

恢复期

中风后遗治颇难，针灸推拿并锻炼，
偏瘫气虚瘀阻络，补阳还五病机转，
语謇足废因肾亏，左归滋肾地黄饮，
风痰阻络言语涩，化痰通络解语丹。

【证候特征】

1. 以突然昏仆、不省人事、半身不遂、偏身麻木、口眼㖞斜、言语謇涩等为主症；轻症仅见眩晕、偏身麻木、口眼㖞斜、半身不遂等。

2. 多急性起病，好发于 40 岁以上。

3. 发病之前多有头晕、头痛、肢体一侧麻木等先兆症状。

4. 常有眩晕、头痛、心悸等病史，病发多有情志失调、饮食不当或劳累等诱因。

【病因病机】

1. 病机归纳起来为虚（阴虚、血虚）、火（肝火、心火）、风（肝风、外风）、痰（风痰、湿痰）、气（气逆、气滞）、瘀（血瘀）六端。

2. 病性为本虚标实，肝肾阴虚，气血衰少为致病之本，肝肾阴虚是其根本；风、火、痰、气、瘀为发病之标。基本病机是阴阳失调，气血逆乱。

3. 病位在心、脑，与肝、肾密切相关。

4. “真中风”和“类中风”通过外邪来辨证，“真中风”为“外风”致病，“类中风”为“内风”致病。

【辨证要点】

1. 辨中经络和中脏腑。中风有中经络、中脏腑之分，而神志障碍的有无是其划分的标准。中经络虽有半身不遂，口眼㖞斜，言语不利，但意识清楚；中脏腑则昏不知人，或神志昏糊、迷蒙伴见肢体不用。

2. 辨闭证与脱证。中脏腑有闭证、脱证之分。闭证属实，因邪气内闭清窍所致，症见神志昏迷、牙关紧闭、口噤不开、两手握固、肢体强痉等。脱证属虚，乃为五脏真阳散脱，阴阳即将离决之候，临床可见神志昏愦无知、目合口开、四肢松懈瘫软、手撒肢冷汗多、二便自遗、鼻息低微等。

3. 闭证当辨阳闭和阴闭。阳闭有瘀热痰火之象，如身热面赤、气粗鼻鼾、痰声如拽锯、便秘溲黄、舌苔黄腻、舌绛干，甚则舌体卷缩，脉弦滑而数；阴闭有寒湿痰浊之征，如面白唇紫、痰涎壅盛、四肢不温、舌苔白腻、脉沉滑等。

4. 辨病期。根据病程长短，分为三期。急性期为发病后二周以内，中脏腑可至一个月；恢复期指发病二周后或一个月至半年内；后遗症期指发病半年以上。

【治则治法】

中经络以平肝息风，化痰祛瘀通络为主。中脏腑闭证，治当息风清火，豁痰开窍，通腑泄热；脱证急宜救阴回阳固脱；对内闭外脱之证，则必须醒神开窍与扶正固脱兼用。恢复期及后遗症期，多为虚实兼夹，当扶正祛邪，标本兼顾，平肝息风，化痰祛瘀与滋养肝肾，益气养血并用。

【分证论治】

(一) 中经络

1. 风痰入络证：肌肤不仁，手足麻木，突然发生口眼㖞斜，语言不利，口角流涎，舌强语謇，甚至半身不遂，或兼见拘挛，关节酸痛等症，舌苔薄白，脉浮数；祛风化痰通络；真方白丸子加减。

2. 风阳上扰证：平素头晕头痛，耳鸣目眩，突然发生口眼㖞斜，舌强语謇，或手足重滞，甚则见半身不遂等症，舌质红苔黄，脉弦；平肝潜阳，活血通络；天麻钩藤饮加减。

3. 阴虚风动证：平素头晕耳鸣，腰酸，突然发生口舌㖞斜，言语不利，手指瞤动，甚或半身不遂，舌质红，苔腻，脉弦细数；滋阴潜阳，息风通络；镇肝息风汤加减。

（二）中脏腑

1. 闭证
（1）痰热腑实证：素有头痛眩晕，心烦易怒，突然发病，半身不遂，口舌㖞斜，舌强语謇或不语，神识欠清或昏糊，肢体强急，痰多而黏，伴腹胀、便秘，舌质暗红，或有瘀点、瘀斑，苔黄腻，脉弦滑或弦涩；通腑泄热，息风化痰；桃仁承气汤加减。

（2）痰火瘀闭证：突然昏仆，不省人事，牙关紧闭，口噤不开，两手握固，大小便闭，肢体强痉，面赤身热，气粗口臭，躁扰不宁，苔黄腻，脉弦滑而数；息风清火，豁痰开窍；羚羊钩藤汤加减。另可服至宝丹或安宫牛黄丸以清心开窍。

（3）痰浊瘀闭证：突然昏仆，不省人事，牙关紧闭，口噤不开，两手握固，大小便闭，肢体强痉，面白唇暗，静卧不烦，四肢不温，痰涎壅盛，苔白腻，脉沉滑缓；化痰息风，宣郁开窍；涤痰汤加减，另可用苏合香丸宣郁开窍。

2. 脱证（阴竭阳亡）：突然昏仆，不省人事，目合口张，鼻鼾息微，手撒肢冷，汗多，大小便自遗，肢体软瘫，舌痿，脉细弱或脉微欲绝；回阳救逆，益气固脱；参附汤合生脉散加味。

（三）恢复期

1. 风痰瘀阻证：口眼㖞斜，舌强语謇或失语，半身不遂，肢体麻木，苔滑腻，舌暗紫，脉弦滑；搜风化痰，行瘀通络；解语丹加减。

2. 气虚络瘀证：肢体偏枯不用，肢软无力，面色萎黄，舌质淡紫或有瘀斑，苔薄白，脉细涩或细弱；益气养血，化瘀通络；补阳还五汤加减。

3. 肝肾亏虚证：半身不遂，患肢僵硬，拘挛变形，舌强不语，或偏瘫，肢体肌肉萎缩，舌红脉细，或舌淡红，脉沉细；滋养肝肾；左归丸合地黄饮子加减。

第八节　瘿　病

瘿病颈前有瘿肿，气滞血瘀与痰阻，
内伤饮食和情志，还有体质与水土，
气郁痰阻四海舒，痰结血瘀藻玉壶，
清肝消瘿泻肝火，补心一贯阴虚主。

【证候特征】

1. 以颈前喉结两旁结块肿大为临床特征，可随吞咽动作而上下移动。初作可如樱桃或指头大小，一般生长缓慢。大小程度不一，大者可如囊如袋，触之多柔软、光滑，病程日久则质地较硬，或可扪及结节。

2. 多发于女性，常有饮食不节，情志不舒的病史，或发病有一定的地区性。

3. 早期多无明显的伴随症状，发生阴虚火旺的病机转化时，可见低热、多汗、心悸、眼突、手抖、多食易饥、面赤、脉数等表现。

【病因病机】

1. 病因主要是情志内伤、饮食及水土失宜，但也与体质因素有密切关系。

2. 基本病机是气滞、痰凝、血瘀壅结颈前。

3. 病变主脏在肝、脾，与心有关。

4. 瘿病的病理性质以实证居多，久病由实致虚，可见气虚、阴虚等虚候或虚实夹杂之候。

【辨证要点】

1. 辨在气与在血。

2. 辨火旺与阴伤。

【治则治法】

治疗以理气化痰，消瘿散结为基本治则。

【分证论治】

1. 气郁痰阻证：颈前喉结两旁结块肿大，质软不痛，颈部觉胀，胸闷，喜太息，或兼胸胁窜痛，病情常随情志波动，苔薄白，脉弦；理气舒郁，化痰消瘿；四海舒郁丸加减。

2. 痰结血瘀证：颈前喉结两旁结块肿大，按之较硬或有结节，肿块经久未消，胸闷，纳差，舌质暗或紫，苔薄白或白腻，脉弦或涩；理气活血，化痰消瘿；海藻玉壶汤加减。

3. 肝火旺盛证：颈前喉结两旁轻度或中度肿大，一般柔软光滑，烦热，容易出汗，性情急躁易怒，眼球突出，手指颤抖，面部烘热，口苦，舌质红，苔薄黄，脉弦数；清肝泻火，消瘿散结；栀子清肝汤合消瘰丸加减。

4. 心肝阴虚证：颈前喉结两旁结块或大或小，质软，病起较缓，心悸不宁，心烦少寐，易出汗，手指颤抖，眼干，目眩，倦怠乏力，舌质红，苔少或无苔，舌体颤动，脉弦细数；滋阴降火，宁心柔肝；天王补心丹或一贯煎加减。

第九节　疟　疾

疟疾寒热有定时，头痛汗出疟邪致，
正疟截疟温白虎，寒疟柴桂七宝适，
瘅疟必用青蒿素，清瘴不换热冷知，
劳疟益气何人饮，鳖甲煎丸疟母蚀。

【证候特征】

1. 发作时寒战，高热，汗出热退，每日或隔日或三日发作一次，伴头痛身楚、恶心呕吐等症。

2. 多发于夏秋季节和流行地区，或输过疟疾患者的血液，反复发作后可出现脾脏肿大。

【病因病机】

1. 疟疾的发生，主要是感受"疟邪"，而正气内虚是本病发生的内在原因。

2. 病机多为疟邪伏于半表半里，邪正相争，则寒热发作；正胜邪却，则寒热休止。

【辨证要点】

1. 辨疟疾类别。寒热休作有时者为正疟；热多寒少或但热不寒属温疟；寒多热少或但寒不热属寒疟；瘴毒内盛，病势严重，多伴神志障碍者属瘴疟；疟邪久留，耗伤气血，遇劳即发者为劳疟；疟久不愈，血瘀痰凝，结于胁下，则为疟母。

2. 辨证候虚实。

【治则治法】

1. 治疗以祛邪截疟为基本治则。

2. 温疟兼清，寒疟兼温，瘴疟宜解毒除瘴，劳疟则以扶正为主，佐以截疟。如属疟母，又当祛瘀化痰软坚。

【分证论治】

1. 正疟：发作症状比较典型，常先有呵欠乏力，继则寒战鼓颔，寒罢则内外皆热，头痛面赤，口渴引饮，终则遍身汗出，热退身凉，每日或隔一二日发作一次，寒热休作有时，舌红，苔薄白或黄腻，脉弦；祛邪截疟，和解表里；柴胡截疟饮或截疟七宝饮加减。

2. 温疟：发作时热多寒少，汗出不畅，头痛，骨节酸痛，口渴引饮，便秘尿赤，舌红苔黄，脉弦数；清热解表，和解祛邪；白虎加桂枝汤或白虎加人参汤加减。

3. 寒疟：发作时热少寒多，口不渴，胸闷脘痞，神疲体倦，舌苔白腻，脉弦；和解表里，温阳达邪；柴胡桂枝干姜汤合截疟七宝饮加减。

4. 瘴疟

（1）热瘴：热甚寒微，或壮热不寒，头痛，肢体烦疼，面红目赤，胸闷呕吐，烦渴饮冷，大便秘结，小便热赤，甚至神昏谵语，舌质红绛，苔黄腻或垢黑，脉洪数或弦数；解毒除瘴，清热保津；清瘴汤加减。

（2）冷瘴：寒甚热微，或但寒不热，或呕吐腹泻，甚则嗜睡不语，神志昏蒙，舌苔厚腻色白，脉弦；解毒除瘴，芳化湿浊；加味不换金正气散加减。

5. 劳疟：疟疾迁延日久，每遇劳累则易发作，发时寒热较轻，面色萎黄，倦怠乏力，短气懒言，纳少自汗，舌质淡，脉细弱；益气养血，扶正祛邪；何人饮加减。

6. 疟母：久疟不愈，胁下结块，触之有形，按之疼痛，面色萎黄，神疲乏力，胁肋胀痛，口苦咽干，头晕目眩，或潮热盗汗，手足烦热，消瘦，舌质淡而紫暗，有瘀斑，苔白或白腻，脉细涩，或弦细；祛瘀化痰，软坚散结，调益气血；鳖甲煎丸加减。兼有气血亏虚者，配合八珍汤或十全大补汤，以扶正祛邪。

第五章 肾系病证

【生理特点】 肾藏精，为人体生长、发育、生殖之源，生命活动之根，为先天之本；肾为水脏，主津液，是调节水液代谢的主要脏器；肾主纳气，为气之根，有助肺主气司呼吸的功能；肾主骨，生髓，上充于脑，为髓海；肾开窍于耳，与膀胱相表里。

【病理表现】 肾的藏精功能、蒸腾气化功能的异常和精气的不足。

【相关脏腑】 病位在肾与膀胱，与心、肺、肝、脾关系最为密切。

【主要病证】 肾的藏精功能减退，精关不固，而致遗精、早泄；精气不足，影响机体的生殖能力，导致阳痿、不育；肾中精气的蒸腾气化失司，导致水液的运化障碍，出现水肿、癃闭；肾与膀胱气化失司，水道不利，可导致小便频急、淋沥不尽、尿道涩痛的淋证。

第一节 水 肿

水肿原因水湿起，越婢加术风水袭，
五味消毒麻连豆，湿毒浸淫用之宜，
胃苓五皮化水湿，湿热壅盛疏凿立，

实脾真武温脾肾，桃红五苓散瘀水。

【证候特征】

1. 以头面、眼睑、四肢、腹背甚至全身水肿为临床特征，水肿先从眼睑或下肢开始，继及四肢全身。

2. 轻者仅眼睑或足胫水肿，重者全身皆肿；甚则腹大胀满，气喘不能平卧；更严重者可见尿闭或尿少、恶心呕吐、口有秽味、鼻衄牙宣、头痛、抽搐、神昏谵语等危象。

3. 可有乳蛾、心悸、疮毒、紫癜以及久病体虚病史。

【病因病机】

1. 病因主要有风邪袭表、疮毒内犯、外感水湿、饮食不节及禀赋不足、久病劳倦。

2. 水肿的病机，主要责之于肺失通调，脾失转输，肾失开阖，三焦气化不利。

3. 肺脾肾三脏与水肿之发病，是以肾为本，以肺为标，以脾为枢。

【辨证要点】

1. 辨阴水和阳水。

阳水：凡感受风邪、水气、湿毒、湿热诸邪，见表、热、实证者为阳水。阳水一般发病较急，病程较短，每成于数日之间，肿多由上而下，继及全身，肿处皮肤绷急光亮，按之凹陷易于恢复。

阴水：凡因饮食劳倦过度，房劳过度，损伤正气，见里、虚、寒证者为阴水。阴水一般起病缓慢，病程较长，肿多由下而上，继及全身，肿处皮肤松弛，按之凹陷不易恢复，甚则按之如泥，晨轻暮重。

2. 辨病变之脏腑，在肺、脾、肾、心之差异。

3. 辨标本虚实之主次。

【治则治法】

水肿的治疗，《内经》提出"开鬼门"、"洁净府"、"去菀陈莝"，即发汗、利尿、泻下逐水为治疗水肿的三条基本原则。

【分证论治】

（一）阳水

1. 风水相搏证：眼睑水肿，继则四肢及全身皆肿，来势迅速，多有恶寒、发热、肢节酸楚、小便不利等症。偏于风热者，伴咽喉红肿疼痛，舌质红，脉浮滑数；偏于风寒者，兼恶寒、咳喘，舌苔薄白，脉浮滑或浮紧；疏风清热，宣肺行水；越婢加术汤加减。

2. 湿毒侵淫证：眼睑水肿，延及全身，皮肤光亮，尿少色赤，身发疮痍，甚则溃烂，恶风发热，舌质红，苔薄黄，脉浮数或滑数；宣肺解毒，利湿消肿；麻黄连翘赤小豆汤合五味消毒饮加减。

3. 水湿浸渍证：全身水肿，下肢明显，按之没指，小便短少，身体困重，胸闷，纳呆，泛恶，舌苔白腻，脉沉缓，起病缓慢，病程较长；运脾化湿，通阳利水；五皮饮合胃苓汤加减。

4. 湿热壅盛证：遍体水肿，皮肤绷紧光亮，胸脘痞闷，烦热口渴，小便短赤，或大便干结，舌红，苔黄腻，脉沉数或濡数；分利湿热；疏凿饮子加减。

（二）阴水

1. 脾阳虚衰证：身肿日久，腰以下为甚，按之凹陷不易恢复，脘腹胀闷，纳减便溏，面色不华，神倦乏力，四肢倦怠，小便短少，舌质淡，苔白腻或白滑，脉沉缓或沉弱；健脾温阳利水；实脾饮加减。

2. 肾阳衰微证：水肿反复消长不已，面浮身肿，腰以下甚，按之凹陷不起，尿量减少或反多，腰酸冷痛，四肢厥冷，怯寒神疲，面色㿠白，甚者心悸胸闷，喘促难卧，腹大胀满，舌质淡胖，苔白，脉沉细或沉迟无力；温肾助阳，化气行水；济生肾气丸合真武汤加减。

3. 瘀水互结证：水肿延久不退，肿势轻重不一，四肢或全身水肿，以下肢为主，皮肤瘀斑，腰部刺痛，或伴血尿，舌紫暗，苔白，脉沉细涩；活血祛瘀，化气行水；桃红四物汤合五苓散加减。

第二节　淋　证

淋证涩痛小便频，湿热蕴结膀胱肾，
热淋通利八正散，石淋石韦增三金。
气淋虚证补中气，实证利气取沉香。
血淋小蓟实热散，知柏地黄滋阴分。
膏淋汤治虚膏淋，实证萆薢分清饮。
劳淋无比山药丸，六淋转化要详诊。

【证候特征】

1. 小便频数、淋沥涩痛、小腹拘急、腰部酸痛为各种淋证的主症，是诊断淋证的主要依据。再根据不同的临床特征，确定淋证的类别。

2. 病久或反复发作者，常伴有低热、腰痛、小腹坠胀、疲劳等。

3. 多见于已婚女性，每因疲劳、情志变化、不节房事而诱发。

【病因病机】

1. 淋证的病因可归结为外感湿热、饮食不节、情志失调、禀赋不足或劳伤久病四个方面。

2. 病机主要是湿热蕴结下焦，导致肾与膀胱气化不利。

3. 淋证病位在膀胱和肾，而且与肝、脾有关。

【辨证要点】

1. 辨明淋证类别。

热淋：起病多急骤，尿频，尿急，或伴有发热，小便赤涩而热，尿时灼痛。

石淋：以小便排出砂石为主症，或排尿时突然中断，尿道窘迫疼痛，或腰腹绞痛难忍，可伴有血尿。

气淋：小腹胀满较明显，小便艰涩疼痛，尿后余沥不尽。

血淋：溺血而痛。

膏淋：淋证见小便混浊如米泔水，或滑腻如脂膏。

劳淋：久淋，小便淋沥不已，时作时止，遇劳即发。

2. 审察证候虚实，注意标本缓急。

3. 辨明各淋证的转化与兼夹。

【治则治法】

实则清利，虚则补益，是治疗淋证的基本原则。

【分证论治】

1. 热淋：小便频数短涩，灼热刺痛，尿色黄赤，少腹拘急胀痛，或有寒热，口苦，呕恶，或有腰痛拒按，或有大便秘结，舌质红，苔黄腻，脉滑数；清热利湿通淋；八正散加减。

2. 石淋：尿中夹砂石，排尿涩痛，或排尿时突然中断，尿道窘迫疼痛，少腹拘急，往往突发，一侧腰腹绞痛难忍，甚则牵及外阴，尿中带血，舌红，苔薄黄，脉弦或带数；清热利湿，排石通淋；石韦散加金钱草、海金沙、鸡内金等。

3. 气淋

实证：郁怒之后，小便涩滞，淋沥不畅，少腹胀满疼痛，苔薄白，脉弦；理气疏导，通淋利尿；沉香散加减。

虚证：少腹坠胀，尿频涩滞，余沥难尽，不耐劳累，面色㿠白，少气懒言，舌质淡，脉细无力；补中益气；补中益气汤加减。

4. 血淋

实证：小便热涩刺痛，尿色深红，或夹有血块，疼痛满急加剧，或见心烦，舌尖红，苔黄，脉滑数；清热通淋，凉血止血；小蓟饮子加减。

虚证：尿色淡红，尿痛涩滞不甚，腰酸膝软，神疲乏力，舌质淡红，苔薄黄或少苔，脉细数；滋阴清热，补虚止血；知柏地黄丸加减。

5. 膏淋

实证：小便混浊，乳白色或如米泔水，上有浮油，置之沉淀，或伴有絮状凝块物，或混有血液、血块，尿道热涩疼痛，尿时阻塞不畅，口干，舌质红，苔黄腻，脉濡数；清热利湿，分清泄浊；程氏萆薢分清饮加减。

虚证：病久不已，反复发作，淋出如脂，涩痛不甚，形体日渐消瘦，头晕无力，腰酸膝软，舌淡，苔腻，脉细无力；补脾益肾固涩；膏淋汤加减。

6. 劳淋：小便不甚赤涩，尿痛不甚，但淋沥不已，时作时止，遇劳即发，腰酸膝软，神疲乏力，病程缠绵，舌质淡，脉细弱；补脾益肾；无比山药丸加减。

附 尿浊

浊由湿热萆薢佳，气陷精下补中法，
水缺知柏地黄主，火衰鹿茸温肾家。

【证候特征】
以小便混浊，白如泔浆为主症，排尿时无疼痛。

【病因病机】
病机不外乎湿热下注，脾肾亏虚。

【治则治法】
初起以湿热为多，属实证，治宜清热利湿；病久则脾肾亏虚，治宜培补脾肾，固摄下元。虚实夹杂者，应标本兼顾。

【分证论治】
1. 湿热下注证：小便混浊，色白或黄或红，或夹凝块，上有浮油，或伴血块，或尿道有灼热感，口苦，口干，舌质红，苔黄腻，脉濡数；清热化湿，分清泄浊；程氏萆薢分清饮加减。

2. 脾虚气陷证：尿浊反复发作，日久不愈，状如白浆，小腹坠胀，神倦乏力，面色无华，劳累或进食油腻则发作加重，舌淡苔白，脉虚软；健脾益气，升清固摄；补中益气汤加减。

3. 肾虚不固证：尿浊日久不愈，小便乳白如脂膏，精神委靡，消瘦无力，腰酸膝软，头晕耳鸣。偏于阴虚者，烦热，口干，舌质红，脉细数；滋阴益肾；知柏地黄丸加减。偏于阳虚者，面色㿠白，形寒肢冷，舌质淡红，脉沉细；温肾固涩；鹿茸固涩丸加减。

第三节　癃　闭

> 癃闭似淋闭不通，上焦不外肺热壅，
> 中清不升浊弗降，下属湿热肾不充。
> 清肺补中上中施，八正济生下辨明，
> 更有沉香疏肝气，尿阻代抵当堪攻。

【证候特征】

1. 起病急骤或逐渐加重，主症为小便不利，点滴不畅，甚或小便闭塞，点滴全无，每日尿量明显减少。

2. 触叩小腹部可发现膀胱明显膨隆等水蓄膀胱证候，或查膀胱内无尿液，甚或伴有水肿、头晕、喘促等肾元衰竭证候。

3. 多见于老年男性或产后妇女及腹部手术后患者，或患有水肿、淋证、消渴等病，迁延日久不愈之病人。

【病因病机】

1. 病位在膀胱与肾，与三焦、肺、脾、肝密切相关。

2. 病机有湿热蕴结、肺热气壅、肝郁气滞、尿道阻塞、脾气不升、肾阳衰惫数端，基本病理变化为膀胱气化功能失调。

【辨证要点】

1. 详辨病变虚实。

2. 了解病情缓急轻重。

【治则治法】

癃闭的治疗应根据"腑以通为用"的原则，着眼于通。实证治宜清湿热、散瘀结、利气机而通水道；虚证治宜补脾肾、助气化。

【分证论治】

1. 膀胱湿热证：小便点滴不通，或量极少而短赤灼热，小腹胀满，口苦口黏，或口渴不欲饮，或大便不畅，舌质红，苔黄腻，脉数；清热利湿，通利小便；八正散加减。

2. 肺热壅盛证：小便不畅或点滴不通，咽干，烦渴欲饮，呼吸急促，或有咳嗽，舌红，苔薄黄，脉数；清泄肺热，通利水道；清肺饮加减。

3. 肝郁气滞证：小便不通或通而不爽，情志抑郁，或多烦善怒，胁腹胀满，舌红，苔薄黄，脉弦；疏利气机，通利小便；沉香散加减。

4. 浊瘀阻塞证：小便点滴而下，或尿如细线，甚则阻塞不通，小腹胀满疼痛，舌质紫暗，或有瘀点，脉涩；行瘀散结，通利水道；代抵当丸加减。

5. 脾气不升证：小腹坠胀，时欲小便而不得出，或量少而不畅，神疲乏力，食欲不振，气短而语声低微，舌淡，苔薄，脉细；升清降浊，化气行水；补中益气汤合春泽汤加减。

6. 肾阳衰惫证：小便不通或点滴不爽，排出无力，面色㿠白，神气怯弱，畏寒肢冷，腰膝冷而酸软无力，舌淡胖，苔薄白，脉沉细或弱；温补肾阳，化气利水；济生肾气丸加减。

附 关 格

关格呕吐溺不通，本虚标实浊邪重，
脾肾衰惫气不利，湿浊毒邪标不同，
温脾吴萸寒湿重，杞菊羚角风内动，
肾衰邪陷心窍闭，参附涤痰苏合通。

【证候特征】
临床以小便不通与呕吐并见为主症。

【病因病机】
1. 基本病机为脾肾衰惫，气化不利，湿浊毒邪内蕴三焦。

2. 病理性质为本虚标实，脾肾虚衰为本，湿浊毒邪为标。

【辨证要点】

1. 辨脾肾虚损程度。

2. 辨浊邪性质。

3. 辨是否累及它脏。

【治则治法】

遵循攻补兼施，标本兼顾的原则。

【分证论治】

1. 脾肾阳虚，湿浊内蕴证：小便短少，色清，甚则尿闭，面色晦滞，形寒肢冷，神疲乏力，水肿腰以下为主，纳差，腹胀，泛恶呕吐，大便溏薄，舌淡体胖，边有齿印，苔白腻，脉沉细；温补脾肾，化湿降浊；温脾汤合吴茱萸汤加减。

2. 肝肾阴虚，肝风内动证：小便短少，呕恶频作，头痛头晕，面部烘热，腰膝酸软，手足抽搐，舌红，苔黄腻，脉弦细；滋补肝肾，平肝息风；杞菊地黄丸合羚角钩藤汤加减。

3. 肾气衰微，邪陷心包证：无尿或少尿，全身水肿，面白唇暗，四肢厥冷，口中尿臭，神识昏蒙，循衣摸床，舌卷缩，淡胖，苔白腻或灰黑，脉沉细欲绝；温阳固脱，豁痰开窍；急用参附汤合苏合香丸，继用涤痰汤加减。

第四节　阳　痿

阳痿茎软不能举，举而不坚延须史，

房劳七情饮食伤，命门火衰用赞育，

心脾受损归脾施，惊恐伤肾启阳娱，

湿热下注龙胆泻，逍遥散方舒肝郁。

【证候特征】

1. 成年男子性交时，阴茎痿而不举，或举而不坚，或坚而不久，无法进行正常性生活。

2. 常有神疲乏力、腰酸膝软、畏寒肢冷、夜寐不安、精神苦闷、胆怯多疑或小便不畅、滴沥不尽等症。

3. 常有房劳过度，手淫频繁，久病体弱，或有消渴、惊悸、郁证等病史。

【病因病机】

1. 病因主要有劳伤久病、饮食不节、七情所伤、外邪侵袭等。

2. 基本病机为肝、肾、心、脾受损，经脉空虚，或经络阻滞，导致宗筋失养发为阳痿。

3. 病位在宗筋，病变脏腑主要在肝、肾、心、脾。

【辨证要点】

首当辨虚实。标实者需区别气滞、湿热；本虚者应辨气血阴阳虚损之差别，病变脏器不同；虚实夹杂者，先辨虚损之脏器，后辨夹杂之病邪。

【治则治法】

实证者，肝郁宜疏通，湿热应清利；虚证者，命门火衰宜温补，结合补肾养精；心脾血虚当调养气血，佐以温补开郁；虚实夹杂者需标本兼顾。

【分证论治】

1. 命门火衰证：阳事不举，或举而不坚，精薄清冷，神疲倦怠，畏寒肢冷，面色㿠白，头晕耳鸣，腰膝酸软，夜尿清长，舌淡胖，苔薄白，脉沉细；温肾壮阳；赞育丸加减。

2. 心脾亏虚证：阳痿不举，心悸，失眠多梦，神疲乏力，面色萎黄，食少纳呆，腹胀便溏，舌淡，苔薄白，脉细弱；补益心脾；归脾汤加减。

3. 肝郁不舒证：阳事不起，或起而不坚，心情抑郁，胁肋胀痛，脘闷不适，食少便溏，舌苔薄白，脉弦；疏肝解郁；逍遥散加减。

4. 惊恐伤肾证：阳痿不振，心悸易惊，胆怯多疑，夜多噩梦，常有被惊吓史，舌苔薄白，脉弦细；益肾宁神；启阳娱心丹加减。

5. 湿热下注证：阴茎痿软，阴囊潮湿，瘙痒腥臭，睾丸坠胀作痛，小便赤涩灼痛，胁胀腹闷，肢体困倦，泛恶口苦，舌红苔黄腻，脉滑数；清利湿热；龙胆泻肝汤加减。

第五节 遗 精

遗精梦遗滑精探，心肾失调最相关，
君相火动黄连施，补心三才封髓丹。

湿热下注分清饮，劳伤心脾妙香散，
肾虚滑脱精不固，金锁左归右归丸。

【证候特征】

不因性生活而精液频繁遗泄，有梦而遗精，称为梦遗；无梦而遗精，甚至清醒时精液流出者，称为滑精。

【病因病机】

1. 由劳心太过、欲念不遂、饮食不节、恣情纵欲等原因导致。

2. 基本病机为肾失封藏，精关不固。

3. 病位在肾，与心、肝、脾密切相关。

【辨证要点】

1. 辨证应分清虚实或虚实夹杂。

2. 审查脏腑病位。

【治则治法】

实证以清泄为主，虚证者补涩，虚实夹杂者虚实兼顾。

【分证论治】

1. 君相火旺证：少寐多梦，梦则遗精，阳事易举，心中烦热，头晕目眩，口苦胁痛，小便短赤，舌质红，苔薄黄，脉弦数；清心泻肝；黄连清心饮合三才封髓丹加减。

2. 湿热下注证：遗精频作，小便短赤，热涩不畅，口苦而腻，舌质红，苔黄腻，脉濡数；清热利湿；程氏萆薢分清饮加减。

3. 劳伤心脾证：劳则遗精，失眠健忘，心悸不宁，面色萎黄，神疲乏力，纳差便溏，舌淡苔薄，脉弱；调补心脾，益气摄精；妙香散加减。

4. 肾气不固证：多为无梦而遗，甚则滑泄不禁，精液清稀而冷，形寒肢冷，面色㿠白，头晕目眩，腰膝酸软，阳痿早泄，夜尿清长，舌质淡胖，苔白滑，脉沉细；
补肾固精；金锁固精丸、左归丸或右归丸加减。

附 早泄

早泄性交排精早，甚则泄精早性交，
肾失封藏关不固，虚多实少要辨明，
火旺知柏地黄丸，肝经湿热龙胆泄，
心脾亏虚归脾调，肾气不固《金匮》矫。

【证候特征】

在性交之始即行排精，甚至性交前即泄精。

【病因病机】

1. 早泄多由情志内伤，湿热侵袭，纵欲过度，久病体虚所致。

2. 基本病机为肾失封藏，精关不固。病理性质虚多实少。

3. 病位在肾，并与心、脾相关。

【辨证要点】

1. 辨证应分清虚实。

2. 辨别病位。

【治则治法】

1. 虚证者以补脾肾为主，或滋阴降火，或温肾填精，或补益心脾，佐以固涩。实证者宜清热利湿，清心降火。

2. 慎用补涩，忌苦寒太过，以防恋邪或伤及脾胃。

【分证论治】

1. 肝经湿热证：泄精过早，阴茎易举，阴囊潮湿，瘙痒坠胀，口苦咽干，胸胁胀痛，小便赤涩，舌红，苔黄腻，脉弦滑；清泄肝经湿热；龙胆泻肝汤加减。

2. 阴虚火旺证：过早泄精，性欲亢进，头晕目眩，五心烦热，腰膝酸软，时有遗精，舌红，少苔，脉细数；滋阴降火；知柏地黄丸加减。

3. 心脾亏虚证：早泄，神疲乏力，形体消瘦，面色少华，心悸怔忡，食少便溏，舌淡脉细；补益心脾；归脾汤加减。

4. 肾气不固证：早泄遗精，性欲减退，面色㿠白，腰膝酸软，夜尿清长，舌淡苔薄，脉沉弱；益肾固精；金匮肾气丸加减。

第六章　气血津液病证

【生理特点】　气与血是人体生命活动的动力源泉，又是脏腑功能活动的产物。脏腑的生理现象、病理变化，均以气血为重要的物质基础。津液是人体正常水液的总称，也是维持人体生理活动的重要物质。

【病理表现】　在外感或内伤等病因的影响下，引起气、血、津、液的运行失常，输布失度，生成不足，亏损过度，从而导致的一类病证。

【主要病证】　气机郁滞引起郁证；血溢脉外引起血证；水液停聚引起痰饮；阴津亏耗引起消渴；津液外泄过度引起自汗、盗汗；气血阴阳亏虚或气血水湿郁遏引起内伤发热；气血阴阳亏损，日久不复引起虚劳；气虚痰湿偏盛引起肥胖；正虚邪结，气、血、痰、湿、毒蕴结引起癌病等。

第一节　郁　证

情志不舒郁证生，六郁总由气郁成，
肝气郁结郁化火，柴胡丹栀证不同，
半夏厚朴主梅核，甘麦忧郁伤神灵，
心脾两虚归脾施，六味天王心肾宁。

【证候特征】

1. 临床以忧郁不畅，情绪不宁，胸胁胀满疼痛为主要临床表现，或易怒易哭，或咽中有如炙脔，吞之不下，咯之不出的特殊症状。

2. 患者大多数有忧愁、焦虑、悲哀、恐惧、愤懑等情志内伤的病史，并且郁证病情的反复常与情志因素密切相关。

3. 多发生于中青年女性。无其他病证的症状及体征。

【病因病机】

1. 郁病的发生总属情志之所伤，发病与肝的关系最为密切，涉及心、脾。

2. 主要病机是肝失疏泄、脾失健运、心失所养、脏腑阴阳气血失调。

【辨证要点】

1. 辨脏腑与六郁的关系。六郁病变，即气郁、血郁、火郁、食郁、湿郁、痰郁，但总以气郁为主要病变。气郁、血郁、火郁主要关系于肝，食郁、湿郁、痰郁主要关系于脾，而虚证则与心的关系最为密切。

2. 辨别证候虚实。

【治则治法】

1. 理气开郁、调畅气机、怡情易性是治疗郁病的基本原则。

2. 精神治疗对郁证有极为重要的作用，与药物治疗是相辅相成的。

【分证论治】

1. 肝气郁结证：精神抑郁，情绪不宁，胸部满闷，胁肋胀痛，痛无定处，脘闷嗳气，不思饮食，大便不调，舌质淡红，苔薄腻，脉弦；疏肝解郁，理气畅中；柴胡疏肝散加减。

2. 气郁化火证：性情急躁易怒，胸闷胁胀，口苦而干，或头痛，目赤，耳鸣，或嘈杂吞酸，大便秘结，舌质红，苔黄，脉弦数；疏肝解郁，清肝泻火；丹栀逍遥散加减。

3. 痰气郁结证：精神抑郁，胸部闷塞，胁肋胀满，咽中如有物梗塞，吞之不下，咯之不出，苔白腻，脉弦滑；利气开郁，化痰散结；半夏厚朴汤加减。

4. 心神失养证：精神恍惚，心神不宁，多疑易惊，悲忧善哭，喜怒无常，或时时欠伸，或手舞足蹈、骂詈喊叫等，舌质淡，脉弦，多见于女性，常因精神刺激而诱发，临床表现多种多样，但同一患者每次发作多为同样几种症状的重复；甘润缓急，养心安神；甘麦大枣汤加减。

5. 心脾两虚证：多思善疑，头晕神疲，心悸胆怯，失眠健忘，纳差，面色无华，舌质淡，苔薄白，脉细；健脾养心，补益气血；归脾汤加减。

6. 心肾阴虚证：情绪不宁，心悸，健忘，失眠，多梦，五心烦热，盗汗，口咽干燥，舌红少津，脉细数；滋养心肾；天王补心丹合六味地黄丸加减。

第二节　血　证

血证病机归热虚，上溢下泄渗肌肤，

辨清部位明脏腑，三大治则火血气。

【证候特征】 以血液不循经脉运行，上溢于口、鼻、眼、耳诸窍，下泄于前后二阴或渗出肌肤之外为特征。

【病因病机】

1. 血证的发生有感受外邪、情志过极、饮食不节、劳倦过度、久病或热病等因素。

2. 共同的病理变化为火热熏灼，迫血妄行和气虚不摄，血溢脉外两大方面。

【辨证要点】

1. 辨病证之不同。

2. 辨脏腑病变之异。

3. 辨证候之虚实。

【治则治法】

1. 治疗血证多以治火、治气和治血为基本原则。

2. 治火分实火清热泻火，虚火滋阴降火；治气分实证清气降气，虚证补气益气；治血分凉血止血、收敛止血或祛瘀止血。

(一) 鼻衄

鼻衄热迫肺胃肝，桑菊玉女龙胆煎，
归脾汤补气血亏，局部用药效更添。

【病因病机】 鼻衄以火热偏盛，迫血妄行为多，其中以肺热、胃火、肝火最为常见；有时也与正气不足，气不摄血有关。

【分证论治】

1. 热邪犯肺证：鼻燥衄血，口干咽燥，或兼有身热、恶风、头痛、咳嗽、痰少等症，舌质红，苔薄，脉数；清泄肺热，凉血止血；桑菊饮加减。

2. 胃热炽盛证：鼻衄，或见齿衄，血色鲜红，口渴欲饮，鼻干，口干臭秽，烦躁，便秘，舌红，苔黄，脉数；清胃泻火，凉血止血；玉女煎加减。

3. 肝火上炎证：鼻衄，头痛，目赤，耳鸣，烦躁易怒，两目红赤，口苦，舌红，脉弦数；清肝泻火，凉血止血；龙胆泻肝汤加减。

4. 气血亏虚证：鼻衄，或兼肌衄、齿衄，神疲乏力，面色㿠白，头晕，耳鸣，心悸，夜寐不宁，舌质淡，脉细无力；补气摄血；归脾汤加减。

(二) 齿衄

> 齿衄胃火循经冲，清胃泻心合方攻，
>
> 肝肾阴亏相火浮，六味地黄茜根终。

【病因病机】 牙龈出血一般与胃、肾二经有关。

【分证论治】

1. 胃火内炽证：齿衄，血色鲜红，齿龈红肿疼痛，头痛，口臭，舌红，苔黄，脉洪数；清胃泻火，凉血止血；加味清胃散合泻心汤加减。

2. 阴虚火旺证：齿衄，血色淡红，起病较缓，常因受热及烦劳而诱发，齿摇不坚，舌质红，苔少，脉细数；滋阴降火，凉血止血；六味地黄丸合茜根散加减。

（三）咳血

咳血总由肺中来，燥热桑杏汤化裁，

肝火泻白黛蛤合，阴虚百合固金筛。

【病因病机】 咳血乃肺络受伤，血经气道咳嗽而出的病证。引起咳血的病证有燥热伤肺、阴虚肺热和肝火犯肺。

【分证论治】

1. 燥热犯肺证：喉痒咳嗽，痰中带血，口干鼻燥，或有身热，舌质红，少津，苔薄黄，脉数；清热润肺，宁络止血；桑杏汤加减。

2. 肝火犯肺证：咳嗽阵作，痰中带血或纯血鲜红，胸胁胀痛，烦躁易怒，口苦，舌质红，苔薄黄，脉弦数；清肝泻火，凉血止血；泻白散合黛蛤散加减。

3. 阴虚肺热证：咳嗽痰少，痰中带血，或反复咳血，血色鲜红，口干咽燥，颧红，潮热盗汗，舌质红，脉细数；滋阴润肺，宁络止血；百合固金汤加减。

（四）吐血

吐血由胃呕吐出，泻心十灰胃热著，

肝火犯胃龙肝泻，气虚血溢归脾主。

【病因病机】 吐血为血常随呕吐而出，属胃腑之疾患。吐血可分胃中积热、肝火犯胃和气虚血溢。

【分证论治】

1. 胃中积热证：脘腹胀闷，嘈杂不适，甚则作痛，吐血色红或紫暗，常夹有食物残渣，口臭，便秘，大便色黑，舌质红，苔黄腻，脉滑数；清胃泻火，化瘀止血；泻心汤合十灰散加减。

2. 肝火犯胃证：吐血色红或紫暗，口苦胁痛，心烦易怒，寐少梦多，舌质红绛，脉弦数；泻肝清胃，凉血止血；龙胆泻肝汤加减。

3. 气虚血溢证：吐血缠绵不止，时轻时重，血色暗淡，神疲乏力，心悸气短，面色苍白，舌质淡，脉细弱；健脾益气摄血；归脾汤加减。

（五）便血

便血肠道湿热致，地榆散合槐角施，

气虚不摄归脾施，虚寒黄土温而止。

【病因病机】 便血为胃肠脉络受伤所致，临床分肠道湿热、气虚不摄与脾胃虚寒三类。

【分证论治】

1. 肠道湿热证：便血色红黏稠，大便不畅或稀溏，或有腹痛，口苦，舌质红，苔黄腻，脉滑数；清化湿热，凉血止血；地榆散合槐角丸加减。

2. 气虚不摄证：便血色红或紫暗，食少，体倦，面色萎黄，心悸，少寐，舌质淡，脉细；益气摄血；归脾汤加减。

3. 脾胃虚寒证：便血紫暗，甚则黑色，脘腹隐痛，喜热饮，面色不华，神倦懒言，便溏，舌质淡，脉细；健脾温中，养血止血；黄土汤加减。

（六）尿血

尿血实热小蓟饮，虚热知柏地黄斟，

脾虚归脾汤堪用，肾虚山药功中肯。

【病因病机】 尿血多因热邪蓄于下焦或阴虚火旺损伤络脉，致使血液妄行引起，也有因脾虚失摄、肾虚失固而导致尿血者。

【分证论治】

1. 下焦湿热证：小便黄赤灼热，尿血鲜红，心烦口渴，面赤口疮，夜寐不安，舌质红，脉数；清热利湿，凉血止血；小蓟饮子加减。

2. 肾虚火旺证：小便短赤带血，头晕耳鸣，神疲，颧红潮热，腰膝酸软，舌质红，脉细数；滋阴降火，凉血止血；知柏地黄丸加减。

3. 脾不统血证：久病尿血，甚或兼见齿衄、肌衄，食少，体倦乏力，气短声低，面色不华，舌质淡，脉细弱；补中健脾，益气摄血；归脾汤加减。

4. 肾气不固证：久病尿血，血色淡红，头晕耳鸣，精神困惫，腰脊酸痛，舌质淡，脉沉弱；补益肾气，固摄止血；无比山药丸加减。

（七）紫斑

紫斑血热妄行伤，十灰散凉血方最良，

虚火茜根散增损，气不摄血归脾汤。

【病因病机】 紫斑在临证上可分为血热妄行、阴虚火旺和气不摄血。

【分证论治】

1. 血热妄行证：皮肤出现青紫斑点或斑块，伴有鼻衄、齿衄、便血、尿血，或有发热，口渴，便秘，舌质红，苔黄，脉弦数；清热解毒，凉血止血；十灰散加减。

2. 阴虚火旺证：皮肤出现青紫斑点或斑块，时发时止，常伴鼻衄、齿衄或月经过多，颧红，心烦，口渴，手足心热，或有潮热，盗汗，舌质红，苔少，脉细数；滋阴降火，宁络止血；茜根散加减。

3. 气不摄血证：反复发生肌衄，久病不愈，神疲乏力，头晕目眩，面色苍白或萎黄，食欲不振，舌质淡，脉细弱；补气摄血；归脾汤加减。

第三节　痰　饮

痰饮确缘水内停，医圣金匮论最精，

痰悬溢支宜温化，阴盛阳虚标本明。

【证候特征】 广义痰饮包括痰饮、悬饮、支饮、溢饮。

痰饮，心下满闷，呕吐清水痰涎，胃肠沥沥有声，形体昔肥今瘦，属饮留胃肠。

悬饮，胁肋饱满，咳唾引痛，喘促不能平卧，或有肺痨病史，属饮流胁下。

溢饮，身体疼痛而沉重，甚则肢体水肿，当汗出而不汗出，或伴咳喘，属饮溢肢体。

支饮，咳逆倚息，短气不得平卧，其形如肿，属饮邪支撑胸肺。

【病因病机】

1. 痰饮的形成与肺、脾、肾三脏及三焦气化功能失司有密切关系。

2. 基本病机是肺脾肾气化失调，水液停于体内。病理性质总属阳虚阴盛。

【辨证要点】

1. 辨标本主次。

2. 辨病邪兼夹。

【治则治法】 治疗当以温化为原则，由于饮为阴邪，遇寒则聚，得温则行。故《金匮要略·痰饮咳嗽病脉证并治》篇提出："病痰饮者，当以温药和之"，此为痰饮病的治疗大法。

(一) 痰饮

饮留胃肠名痰饮，苓桂术甘半夏斟，

甘遂半夏或己椒，虚实主次应细分。

【分证论治】

1. 脾阳虚弱证：胸胁支满，心下痞闷，胃中有振水音，脘腹喜温畏冷，泛吐清水痰涎，饮入易吐，口渴不欲饮，头晕目眩，心悸气短，食少，大便或溏，形体逐渐消瘦，舌苔白滑，脉弦细而滑；温脾化饮；苓桂术甘汤合小半夏加茯苓汤加减。

2. 饮留胃肠证：心下坚满或痛，自利，利后反快，虽利，心下续坚满，或水走肠间，沥沥有声，腹满，便秘，口舌干燥，舌苔腻，色白或黄，脉沉弦或伏；攻下逐饮；甘遂半夏汤或己椒苈黄丸加减。

（二）悬饮

邪犯胸肺柴枳长，若停胸胁十枣良，

络气不和香附使，阴虚内热沙白尝。

【分证论治】

1. 邪犯胸肺证：寒热往来，身热起伏，汗少，或发热不恶寒，有汗而热不解，咳嗽，痰少，气急，胸胁刺痛，呼吸、转侧疼痛加重，心下痞硬，干呕，口苦，咽干，舌苔薄白或黄，脉弦数；和解宣利；柴枳半夏汤加减。

2. 饮停胸胁证：胸胁疼痛，咳唾引痛，痛势较前减轻，而呼吸困难加重，咳逆气喘，息促不能平卧，或仅能偏卧于停饮的一侧，病侧肋间饱满，甚则可见病侧胸廓隆起，舌苔白，脉沉弦或弦滑；泻肺祛饮；椒目瓜蒌汤合十枣汤或控涎丹加减。

3. 络气不和证：胸胁疼痛，如灼如刺，胸闷不舒，呼吸不畅，或有闷咳，甚则迁延，经久不已，阴雨更甚，可见病侧胸廓变形，舌苔薄，质暗，脉弦；理气和络；香附旋覆花汤加减。

4. 阴虚内热证：咳呛时作，咳吐少量黏痰，口干咽燥，或午后潮热，颧红，心烦，手足心热，盗汗，或伴胸胁闷痛，病久不复，形体消瘦，舌质偏红，少苔，脉小数；滋阴清热；沙参麦冬汤合泻白散加减。

（三）溢饮

淫溢肢体溢饮名，发表化饮症能平，

小青龙汤加减用，肺脾水气定可清。

【分证论治】

表寒里饮证：身体沉重而疼痛，甚则肢体水肿，恶寒，无汗，或有咳喘，痰多白沫，胸闷，干呕，口不渴，苔白，脉弦紧；发表化饮；小青龙汤加减。

（四）支饮

支饮触发为邪实，寒邪伏肺青龙施，

苓桂术甘合肾气，缓解脾肾阳虚时。

【分证论治】

1. 寒饮伏肺证：咳逆喘满不得卧，痰吐白沫量多，经久不愈，天冷受寒加重，甚至引起面浮跗肿，或平素伏而不作，遇寒即发，发则寒热，背痛、腰痛，目泣自出，身体振振瞤动，舌苔白滑或白腻，脉弦紧；宣肺化饮；小青龙汤加减。

2. 脾肾阳虚证：喘促动则为甚，心悸，气短，或咳而气怯，痰多，食少，胸闷，怯寒肢冷，神疲，少腹拘急不仁，脐下动悸，小便不利，足跗水肿，或吐涎沫而头目昏眩，舌体胖大，质淡，苔白润或腻，脉沉细而滑；温脾补肾，以化水饮；金匮肾气丸合苓桂术甘汤加减。

第四节　消　渴

消渴三多体羸常，病在水金燥土伤，
食乖情志劳欲过，阴虚为本燥标彰。
上消肺热消渴方，中消玉女白术汤，
下消地黄肾阴亏，两虚肾气金匮良。

【证候特征】

1. 口渴多饮、多食易饥、尿频量多、形体消瘦或尿有甜味等具有特征性的临床症状，是诊断消渴病的主要依据。

2. 有的患者"三多"症状不著，但若于中年之后发病，且嗜食膏粱厚味、醇酒炙煿，以及病久并发眩晕、肺痨、胸痹心痛、中风、雀目、疮痈等病证者，应考虑消渴的可能性。

3. 由于本病的发生与禀赋不足有较为密切的关系，故消渴病的家族史可供诊断参考。

【病因病机】

1. 多为先天禀赋不足，素体阴虚，复因饮食失节、情志不遂或劳欲过度所致。

2. 病机特点：阴虚为本，燥热为标；气阴两虚，阴阳俱衰；正气不足，瘀血内生；脏腑虚损，变证百出。

3. 病变部位主要在肺、脾（胃）、肾三脏，尤以肾为重。

【辨证要点】

1. 辨病位。

2. 辨标本。

3. 辨本症与并发症。

【治则治法】

治疗以清热润燥，养阴生津为基本原则。

【分证论治】

（一）上消

肺热津伤证：口渴多饮，口舌干燥，尿频量多，烦热多汗，舌边尖红，苔薄黄，脉洪数；清热润肺，生津止渴；消渴方加减。

（二）中消

1. 胃热炽盛证：多食易饥，口渴，尿多，形体消瘦，大便干燥，苔黄，脉滑实有力；清胃泻火，养阴增液；玉女煎加减。

2. 气阴亏虚证：口渴引饮，能食与便溏并见，或饮食减少，精神不振，四肢乏力，体瘦，舌质淡红，苔白而干，脉弱；益气健脾，生津止渴；七味白术散加减。

（三）下消

1. 肾阴亏虚证：尿频量多，混浊如脂膏，或尿甜，腰膝酸软，乏力，头晕耳鸣，口干唇燥，皮肤干燥，瘙痒，舌红苔少，脉细数；滋阴固肾；六味地黄丸加减。

2. 阴阳两虚证：小便频数，混浊如膏，甚则饮一溲一，面容憔悴，耳轮干枯，腰膝酸软，四肢欠温，畏寒肢冷，阳痿或月经不调，舌质淡白而干，脉沉细无力；滋阴温阳，补肾固涩；金匮肾气丸加减。

第五节 自汗、盗汗

古云盗汗多阴虚，自汗阳羸卫外疏，
阴阳失调液外泄，玉屏风散肺卫固，
营卫不和桂枝调，心血不足归脾主，
阴虚火旺归六黄，邪热郁蒸龙胆处。

【证候特征】

1. 不因外界环境影响，在头面、颈胸或四肢、全身出汗者，昼日汗出溱溱，动则益甚者为自汗，睡眠中汗出津津，醒后汗止者为盗汗。

2. 除外其他疾病引起的自汗、盗汗。作为其他疾病过程中出现的自汗、盗汗，因疾病不同，各具有该疾病的症状及体征，且出汗大多不居于突出地位。

3. 有病后体虚、表虚受风、思虑烦劳过度、情志不舒、嗜食辛辣等易于引起自汗、盗汗的病因存在。

【病因病机】

1. 汗证可通过两方面形成：一是肺气不足或营卫不和，以致卫外失司而津液外泄；二是由于阴虚火旺或邪热郁蒸，逼津外泄。病机总属阴阳失调，腠理不固，营卫失和，汗液外泄失常。

2. 病理性质有虚实之分，虚多实少，一般自汗多为气虚，盗汗多为阴虚，实证者，多由肝火或湿热郁蒸所致。

【辨证要点】

着重辨明阴阳虚实。

【治则治法】

治疗当以虚者补之，脱者固之，实者泄之，热者清之，寒者热之为原则。

【分证论治】

1. 肺卫不固证：汗出恶风，稍劳汗出尤甚，或表现半身、某一局部出汗，易于感冒，体倦乏力，周身酸楚，面色㿠白少华，舌苔薄白，脉细弱；益气固表；玉屏风散合桂枝加黄芪汤加减，玉屏风散固表止汗，桂枝加黄芪汤调和营卫。

2. 心血不足证：自汗或盗汗，心悸少寐，神疲气短，面色不华，舌质淡，脉细；养血补心；归脾汤加减。

3. 阴虚火旺证：夜寐盗汗，或有自汗，五心烦热，或兼午后潮热，两颧色红，口渴，舌红少苔，脉细数；滋阴降火；当归六黄汤加减。

4. 邪热郁蒸证：蒸蒸汗出，汗黏，汗液易使衣服黄染，面赤烘热，烦躁，口苦，小便色黄，舌苔薄黄，脉弦数；清肝泄热，化湿和营；龙胆泻肝汤加减。

第六节　内伤发热

内伤发热病缠绵，气血阴阳脏腑偏，

气虚补中血归脾，阴虚发热清骨散，

阳虚金匮肾气补，丹栀逍遥热郁肝，

血府逐瘀血瘀妙，湿郁发热胆中擅。

【证候特征】

1. 内伤发热起病缓慢，病程较长，多为低热，或自觉发热，而体温并不升高，表现为高热者较少。不恶寒，或虽有怯冷，但得衣被则温。常兼见头晕、神疲、自汗、盗汗、脉弱等症。

2. 一般有气、血、阴、阳亏虚或气郁、血瘀、湿阻的病史，或有反复发热史。

3. 无感受外邪所致的头身疼痛、鼻塞、流涕、脉浮等症。

【病因病机】

1. 病因主要有久病体虚、饮食劳倦、情志失调及外伤出血。

2. 主要病机是气、血、阴、阳亏虚，以及气、血、湿等郁结壅遏而致发热失调。总属脏腑功能、阴阳失衡所导致。

3. 病理性质可分为虚实两类，虚者为气血阴阳不足，实者为气、血、湿等郁结所致。

【辨证要点】

1. 辨证候虚实。

2. 辨病情轻重。

【治则治法】

实证宜解郁、活血、除湿，配伍清热；虚证当益气、养血、滋阴、温阳，以退虚热。

【分证论治】

1. 阴虚发热证：午后潮热，或夜间发热，不欲近衣，手足心热，烦躁，少寐多梦，盗汗，口干咽燥，舌质红，或有裂纹，苔少甚至或无苔，脉细数；滋阴清热；清骨散加减。

2. 血虚发热证：低热，热势多为低热，头晕眼花，倦怠乏力，心悸不宁，面白少华，唇甲色淡，舌质淡，脉细弱；益气养血；归脾汤加减。

3. 气虚发热证：发热，热势或低或高，常在劳累后发作或加剧，倦怠乏力，气短懒言，自汗，易于感冒，食少便溏，舌质淡，苔薄白，脉细弱；益气健脾，甘温除热；补中益气汤加减。

4. 阳虚发热证：发热而欲近衣，形寒怯冷，四肢不温，少气懒言，头晕嗜卧，腰膝酸软，纳少便溏，面色㿠白，舌质淡胖，或有齿痕，苔白润，脉沉细无力；温补阳气，引火归原；金匮肾气丸加减。

5. 气郁发热证：发热多为低热或潮热，热势常随情绪波动而起伏，精神抑郁，胁肋胀满，烦躁易怒，口苦而干，纳食减少，舌红，苔黄，脉弦数；疏肝理气，解郁泄热；丹栀逍遥散加减。

6. 痰湿郁热证：低热，午后热甚，心内烦热，胸闷脘痞，不思饮食，渴不欲饮，呕恶，大便稀薄或黏滞不爽，舌苔白腻或黄腻，脉濡数；燥湿化痰，清热和中；黄连温胆汤合中和汤加减。

7. 血瘀发热证：午后或夜晚发热，或自觉身体某些局部发热，口干咽燥，但不多饮，肢体或躯干有固定痛处或肿块，面色萎黄或晦暗，舌质青紫或有瘀点、瘀斑，脉弦或涩；活血化瘀；血府逐瘀汤加减。

第七节　虚　劳

五脏虚候立为目，气血阴阳大纲辨，

虚劳病势多缠绵，内因外因先后天。

【证候特征】

1. 临床以两个或多个脏腑劳伤，气血阴阳中的两种或多种因素虚损，并呈慢性过程为特征。临床多见形神衰惫，身体羸瘦，大肉尽脱，食少厌食，心悸气短，自汗盗汗，面容憔悴，或五心烦热，或畏寒肢冷，脉虚无力等症。若病程较长，久虚不复，症状可呈进行性加重。

2. 具有引起虚劳的致病因素及较长的病史。

3. 排除类似病证。应着重排除其他病证中的虚证。

【病因病机】

1. 虚劳的病因不外先天不足和后天失养两大因素。

2. 病理性质主要为气、血、阴、阳的亏耗，病损部位主要在五脏，尤以脾肾为主。

【辨证要点】

1. 辨别五脏气血阴阳亏虚。虚劳的辨证应以气血阴阳为纲，五脏虚候为目。

2. 辨有无兼夹病证。

【治则治法】

虚劳的治疗当以补益为基本原则。

（一）气虚

气虚肺心脾肾脏，补肺汤用七福良，

加味四君脾虚补，大补元煎肾虚匡。

【证候特征】 面色㿠白或萎黄，气短懒言，语声低微，头昏神疲，肢体无力，舌苔淡白，脉细软弱。

【分证论治】

1. 肺气虚证：咳嗽无力，痰液清稀，短气自汗，声音低怯，时寒时热，平素易于感冒，面白；补益肺气；补肺汤加减。

2. 心气虚证：心悸，气短，劳则尤甚，神疲体倦，自汗；益气养心；七福饮加减。

3. 脾气虚证：饮食减少，食后胃脘不舒，倦怠乏力，大便溏薄，面色萎黄；健脾益气；加味四君子汤加减。

4. 肾气虚证：神疲乏力，腰膝酸软，小便频数而清，白带清稀，舌质淡，脉弱；益气补肾；大补元煎加减。

（二）血虚

血虚病在心脾肝，养心归脾心脾选，

四物汤补肝血虚，益气生血理效验。

【证候特征】 面色淡黄或淡白无华，唇、舌、指（趾）甲色淡，头晕眼花，肌肤枯糙，舌淡红苔薄，脉细。

【分证论治】

1. 心血虚证：心悸怔忡，健忘失眠，多梦，面色不华；养血宁心；养心汤、归脾汤加减。

2. 肝血虚证：头晕，目眩，胁痛，肢体麻木，筋脉拘急，或惊惕肉𬌗，妇女月经不调甚则闭经，面色不华；补血养肝；四物汤加减。

（三）阴虚

阴虚在肺沙麦擅，心亏天王补心丹，

脾胃阴虚益胃汤，肝肾补肝左归丸。

【证候特征】 面颧红赤，唇红，低热潮热，手足心热，虚烦不安，盗汗，口干，舌质光红少津，脉细数无力。

【分证论治】

1. 肺阴虚证：干咳，咽燥，甚或失音，咯血，潮热，盗汗，面色潮红；养阴润肺；沙参麦冬汤加减。

2. 心阴虚证：心悸，失眠，烦躁，潮热，盗汗，或口舌生疮，面色潮红；滋阴养心；天王补心丹加减。

3. 脾胃阴虚证：口干唇燥，不思饮食，大便燥结，甚则干呕、呃逆，面色潮红；养阴和胃；益胃汤加减。

4. 肝阴虚证：头痛，眩晕，耳鸣，目干畏光，视物不明，急躁易怒，或肢体麻木，筋惕肉𬌗，腰膝酸软，面色潮红；滋养肝阴；补肝汤加减。

5. 肾阴虚证：腰酸，遗精，两足痿弱，眩晕，耳鸣，甚则耳聋，口干，咽痛，颧红，舌红，少津，脉沉细；滋补肾阴；左归丸加减。

（四）阳虚

阳虚里寒为征象，保元汤方益心阳，

附子理中温脾土，肾阳衰微右归尝。

【证候特征】 面色苍白或晦暗，怕冷，手足不温，出冷汗，精神疲倦，气息微弱，或有水肿，下肢为甚，舌质胖嫩，边有齿印，苔淡白而润，脉细微、沉迟或虚大。

【分证论治】

1. 心阳虚证：心悸，自汗，神倦嗜卧，心胸憋闷疼痛，形寒肢冷，面色苍白；益气温阳；保元汤加减。

2. 脾阳虚证：面色萎黄，食少，形寒，神疲乏力，少气懒言，大便溏薄，肠鸣腹痛，每因受寒或饮食不慎而加剧；温中健脾；附子理中汤加减。

3. 肾阳虚证：腰背酸痛，遗精，阳痿，多尿或不禁，面色苍白，畏寒肢冷，下利清谷或五更泄泻，舌质淡胖，有齿痕；温补肾阳；右归丸加减。

第八节 肥 胖

肥胖发病趋上升，先天过食少劳生，

气虚痰湿位脾肌，胃热保和并小承，

参苓防己脾不运，导痰汤化痰浊盛，

真武苓桂脾肾虚，血府失笑滞瘀攻。

【证候特征】 体内脂肪堆积，体重增加，超出标准体重 20％以上，可伴神疲乏力、少气懒言、气短气喘、腹大胀满等。

【病因病机】

1. 病因主要有年老体弱、过食肥甘、缺乏运动、先天禀赋等。

2. 病机主要是阳气虚衰、痰湿偏盛，总属本虚标实之候。

3. 病位主要在脾与肌肉，与肾虚关系密切，亦与心肺的功能失调及肝失疏泄有关。

【辨证要点】

1. 辨标本虚实。

2. 辨脏腑病位。

【治则治法】

治疗当以补虚泻实为原则。

【分证论治】

1. 胃热滞脾证：多食，消谷善饥，形体肥胖，脘腹胀满，面色红润，心烦头昏，口干口苦，胃脘灼痛，嘈杂，得食则缓，舌红苔黄腻，脉弦滑；清胃泻火，佐以消导；小承气汤合保和丸加减。

2. 痰湿内盛证：形盛体胖，身体重着，肢体困倦，胸膈痞满，痰涎壅盛，头晕目眩，口干而不欲饮，嗜食肥甘醇酒，神疲嗜卧，苔白腻或白滑，脉滑；燥湿化痰，理气消痞；导痰汤加减。

3. 脾虚不运证：肥胖臃肿，神疲乏力，身体困重，胸闷脘胀，四肢轻度水肿，晨轻暮重，劳累后明显，饮食如常或偏少，既往多有暴饮暴食史，小便不利，便溏或便秘，舌淡胖，边有齿印，苔薄白或白腻，脉濡细；健脾益气，渗利水湿；参苓白术散合防己黄芪汤加减。

4. 脾肾阳虚证：形体肥胖，颜面虚浮，神疲嗜卧，气短乏力，腹胀便溏，自汗气喘，动则更甚，畏寒肢冷，下肢水肿，尿昼少夜频，舌质淡胖，苔薄白，脉沉细；温补脾肾，利水化饮；真武汤合苓桂术甘汤加减。

【附】 血液瘀滞：形体肥胖，面青唇紫，肌肤甲错，身体局部水肿或刺痛，失眠健忘，胸脘闷胀，舌质暗，有瘀斑、瘀点，脉涩；活血化瘀，理气消滞；血府逐瘀汤合失笑散加减。

第九节　癌　病

癌病病情重且凶，正虚于内邪毒凝，
肿硬疼痛体消瘦，类型多样症不同，
全身属虚局部实，性恶难治需辨证，
手术放化并中医，扶正祛邪生机通。

【证候特征】

1. 癌病是多种恶性肿瘤的总称，以脏腑组织发生异常增生为基本特征。

2. 临床表现主要为肿块逐渐增大、表面高低不平、质地坚硬、时有疼痛、日渐消瘦等。

3. 癌病病情重且凶险，难以治愈，总体预后不良。

【病因病机】

1. 基本病机主要是正气内虚，气滞、血瘀、痰结、湿聚、热毒等邪气相互纠结，日久积滞而成有形肿块。

2. 病理属性总属本虚标实，是一种全身属虚，局部属实的疾病。

3. 癌病类型多样，病变部位不同而临床表现不同。

【辨证要点】

1. 辨脏腑病位。

2. 辨病邪性质。

3. 辨标本虚实。

4. 辨脏腑阴阳。

5. 辨病程阶段。

【治则治法】

1. 治疗方法有手术，放疗，化疗，中医药。

2. 中医治疗原则是扶正祛邪，攻补兼施。

【分证论治】

(一) 脑瘤

> 通窍活血治瘀阻，天麻黄连解风毒，
> 阴虚风动定风珠，滋阴潜阳息风宁。

【分证论治】

1. 痰瘀阻窍证：头晕头痛，项强，目眩，视物不清，呕吐，失眠健忘，肢体麻木，面唇暗红或紫暗，舌质紫暗或瘀点或有瘀斑，脉涩；息风化痰，祛瘀通窍；通窍活血汤加减。

2. 风毒上扰证：头痛头晕，耳鸣目眩，视物不清，呕吐，面红目赤，失眠健忘，肢体麻木，咽干，大便干燥，重则抽搐，震颤，或偏瘫，或角弓反张，或神昏谵语，项强，舌质红或红绛，苔黄，脉弦；平肝潜阳，清热解毒；天麻钩藤饮合黄连解毒汤加减。

3.阴虚风动证：头痛头晕，神疲乏力，虚烦不宁，肢体麻木，语言謇涩，颈项强直，手足蠕动或震颤，口眼㖞斜，偏瘫，口干，小便短赤，大便干，舌质红，苔薄，脉弦细或细数；滋阴潜阳息风；大定风珠加减。

（二）肺癌

> 肺癌瘀阻血府汤，痰湿二陈栝蒌合，
> 毒热沙参五味饮，气阴脉合固金汤。

【分证论治】

1.痰阻肺络证：咳嗽不畅，胸闷气憋，胸痛有定处，如锥如刺，或痰血暗红，口唇紫暗，舌质暗或有瘀点、瘀斑，苔薄，脉细弦或细涩；行气活血，散瘀消结；血府逐瘀汤加减。

2.痰湿蕴肺证：咳嗽咳痰，气憋，痰质稠黏，痰白或黄白相兼，胸闷胸痛，纳呆便溏，神疲乏力，舌质淡，苔白腻，脉滑；健脾燥湿，行气祛痰；二陈汤合栝蒌薤白半夏汤加减。

3.阴虚毒热证：咳嗽无痰或少痰，或痰中带血，甚则咯血不止，胸痛，心烦寐差，低热盗汗，或热势壮盛，久稽不退，口渴，大便干结，舌质红，舌苔黄，脉细数或数大；养阴清热，解毒散结；沙参麦冬汤合五味消毒饮加减。

4. 气阴两虚证：咳嗽痰少，或痰稀，咳声低弱，气短喘促，神疲乏力，面色㿠白，形瘦恶风，自汗或盗汗，口干少饮，舌质红或淡，脉细弱；益气养阴：生脉散合百合固金汤加减。

（三）肝癌

肝气郁结柴胡散，复元活血化瘀积，

湿热聚毒茵陈蒿，肝阴亏虚一贯煎。

【分证论治】

1. 肝气郁结证：右胁下肿块，胸闷不舒，善太息，纳呆食少，时有腹泻，月经不调，舌苔薄腻，脉弦；疏肝健脾，活血化瘀；柴胡疏肝散加减。

2. 气滞血瘀证：右胁疼痛较剧，如锥如刺，入夜更甚，甚至痛引肩背，右胁下结块较大，质硬拒按，或同时见左胁下肿块，面色萎黄而暗，倦怠乏力，脘腹疼痛，甚至腹胀大，皮色苍黄，脉络暴露，食欲不振，大便溏结不调，月经不调，舌质紫暗，有瘀点、瘀斑，脉弦涩；行气活血，化瘀消积；复元活血汤加减。

3. 湿热聚毒证：右胁疼痛，甚至痛引肩背，右胁肿块，身黄目黄，口干口苦，心烦易怒，食少厌油，腹胀满，便干溲赤，舌质红，苔黄腻，脉弦滑或滑数；清热利胆，泻火解毒；茵陈蒿汤加减。

4. 肝阴亏虚证：胁肋疼痛，胁下结块，质硬拒按，五心烦热，潮热盗汗，头晕目眩，纳差食少，腹胀大，甚则呕血、便血、皮下出血，舌红少苔，脉细而数；养血柔肝，凉血解毒；一贯煎加减。

（四）大肠癌

大肠湿热槐角丸，瘀毒膈下逐瘀安，
脾肾双亏补元煎，肝肾知柏地黄瘥。

【分证论治】

1. 湿热郁毒证：腹部阵痛，便中带血或黏液脓血便，里急后重，或大便干稀不调，肛门灼热，或有发热，恶心，胸闷，口干，小便黄等症，舌质红，苔黄腻，脉滑数：清热利湿，化瘀解毒；槐角丸加减。

2. 瘀毒内阻证：腹部拒按，或腹内结块，里急后重，大便脓血，色紫暗，量多，烦热口渴，面色晦暗，或有肌肤甲错，舌质紫暗或有瘀点、瘀斑；脉涩：活血化瘀，清热解毒；膈下逐瘀汤加减。

3. 脾肾双亏证：腹痛喜温喜按，或腹内结块，下利清谷或五更泄泻，或见大便带血，面色苍白，少气无力，畏寒肢冷，腰酸膝冷，苔薄白，舌质淡胖，有齿痕，脉沉细弱；温养益精；大补元煎加减。

4. 肝肾阴虚证：腹痛隐隐，或腹内结块，便秘，大便带血，腰膝酸软，头晕耳鸣，视物昏花，五心烦热，口咽干燥，盗汗，遗精，月经不调，形瘦纳差，舌红少苔，脉弦细数；滋肾养肝：知柏地黄丸加减。

（五）肾癌、膀胱癌

湿热八正或龙胆，瘀阻桃红四物添，

脾肾两虚补元煎，阴虚知柏地黄堪。

【分证论治】

1. 湿热蕴毒证：腰痛，腰腹坠胀不适，尿血，尿急，尿频，尿痛，发热，消瘦，纳差，舌红苔黄腻，脉濡数；清热利湿，解毒通淋；八正散或龙胆泻肝汤加减。

2. 瘀血内阻证：面色晦暗，腰腹疼痛，甚至腰腹部肿块，尿血，发热，舌质紫暗或有瘀点、瘀斑，苔薄白，脉涩；活血化瘀，理气散结；桃红四物汤加减。

3. 脾肾两虚证：腰痛，腹胀，尿血，腰腹部肿块，纳差，呕恶，消瘦，气短乏力，便溏，畏寒肢冷，舌质淡，苔薄白，脉沉细；健脾益肾，软坚散结；大补元煎加减。

4. 阴虚内热证：腰痛，腰腹部肿块，五心烦热，口干，小便短赤，大便秘结，消瘦乏力，舌质红，苔薄黄少津，脉细数；滋阴清热，化瘀止痛；知柏地黄丸加减。

第七章　肢体经络病证

【生理特点】　肢体即四肢和外在的躯体，与经络相连具有防御外邪，保护内在脏腑组织的作用。经络是经脉和络脉的总称，经脉纵行人体上下，沟通脏腑表里；络脉横行经脉之间，交错分布在全身各处。经络是沟通内外，联系上下，运行气血，输布营养，维持机体生命活动的网络系统，还是躯体各部的联络系统，运行气血的循环系统，主束骨而利关节的运动系统，又是疾病传变的反应系统，抗御外邪的防卫系统。

【病理表现】　在病理状态下，肢体因瘀滞或失养而为病；经络受邪，痹阻不通，脏腑戕伤，脉络受病，均可导致疾病的发生。

【主要病证】　风寒湿热诸邪痹阻经络，影响气血运行，不通则痛，则为痹证；阴虚血少，筋脉失养，或热盛阳亢动风，而致痉病；肢体筋脉弛缓，软弱无力，不能随意运动，而为痿证；肝风内动，筋脉失养，以致头部或肢体摇动颤抖，不能自制，则为颤证；湿浊、肾虚或外伤导致腰部气血运行不畅，或失于濡养，发为腰痛。

第一节　痹　证

痹病风寒湿热乘，气血经络痹阻名，

风盛走游防风取，寒则痛剧乌头通，
重着麻木薏苡仁，红肿白虎加桂精，
尪痹双合汤来治，肝肾并补寄生汤，
虚久独活寄生施，内舍五脏法道更。

【证候特征】

1. 临床表现为肢体关节、肌肉疼痛，屈伸不利，或疼痛游走不定，甚则关节剧痛、肿大、强硬、变形。

2. 发病及病情的轻重常与劳累以及季节、气候的寒冷、潮湿等天气变化有关，某些痹证的发生和加重可与饮食不当有关。

3. 本病可发生于任何年龄，但不同年龄的发病与疾病的类型有一定的关系。

【病因病机】

1. 发病因素以正虚卫外不固为内在基础，感受外邪是发生的外在条件。邪气痹阻经脉为其病机根本，病变多累及肢体筋骨、肌肉、关节，甚则影响脏腑。

2. 病初以邪实为主，病位在肌表经络，风寒湿热之邪，侵袭肢体经络，引起气血运行不畅，经络阻滞；病久则以虚实兼夹证偏多，并可内及脏腑，表现为肝肾、气血不足。不论邪实或正虚，病久均可导致津聚成痰，血滞为瘀，痰瘀互结的病理变化。

【辨证要点】

1. 辨邪气的偏盛。

痹痛游走不定者，为风邪偏盛的行痹。

痛势较甚，痛有定处，遇寒加重者，为寒邪偏盛的痛痹。

关节酸痛、重着、漫肿者，为湿邪偏盛的热痹。

关节肿胀，肌肤焮红，灼热疼痛者，为热邪偏盛的
热痹。

2.辨别虚实。

【治则治法】 治疗应以祛邪通络为基本原则。

【分证论治】

1.行痹：肢体关节、肌肉疼痛酸楚，屈伸不利，可
涉及肢体多个关节，疼痛呈游走性，初起可见有恶风、发
热等表证，舌苔薄白，脉浮或浮缓；祛风通络，散寒除
湿；防风汤加减。

2.痛痹：肢体关节疼痛，痛势较剧，部位固定，遇
寒则痛甚，得热则痛缓，关节屈伸不利，局部皮肤或有寒
冷感，舌质淡，苔薄白，脉弦紧；散寒通络，祛风除湿；
乌头汤加减。

3.着痹：肢体关节、肌肉酸楚、重着、疼痛，肿胀
散漫，关节活动不利，肌肤麻木不仁，舌质淡，苔白腻，
脉濡缓；除湿通络，祛风散寒；薏苡仁汤加减。

4.风湿热痹：游走性关节疼痛，可涉及一个或多个
关节，活动不便，局部灼热红肿，痛不可触，得冷则舒，
可有皮下结节或红斑，常伴有发热、恶风、汗出、口渴、
烦躁不安等症状，舌质红，苔黄或黄腻，脉滑数或浮数；
清热通络，祛风除湿；白虎加桂枝汤合宣痹汤加减。

5.尪痹（痰瘀痹阻证）：痹证日久，肌肉关节刺痛，
固定不移，关节肌肤紫暗、肿胀，按之较硬，肢体顽麻或
重着，或关节僵硬变形，屈伸不利，有硬结、瘀斑、面色

暗黧，眼睑水肿，或胸闷痰多，舌质紫暗或有瘀斑，苔白腻，脉弦涩；化痰行瘀，蠲痹通络；双合汤加减。

6. 肝肾亏虚证：痹证日久不愈，关节屈伸不利，肌肉瘦削，腰膝酸软，或畏寒肢冷，阳痿、遗精，或骨蒸劳热，心烦口干，舌质淡红，舌苔薄白或少津，脉沉细弱或细数；培补肝肾，舒筋止痛；独活寄生汤。

【附】 久痹：痹证日久迁延不愈，面色苍白，少气懒言，自汗疲乏，肌肉萎缩，腰膝酸软，头晕耳鸣，舌质淡，脉细弱；益肝肾，补气血，祛风除湿，蠲痹和络；独活寄生汤加减。

第二节 痉 证

痉病项强背反张，四肢抽搐筋失养，
外感内伤虚实辨，邪壅经络胜湿汤，
羚角钩藤清肝阳，热盛清营白虎增，
痰浊阻滞导痰通，阴虚四物大定风。

【证候特征】

1. 多突然起病，以项背强急，四肢抽搐，甚至角弓反张为主要特征。

2. 部分危重病人可有神昏谵语等意识障碍。

3. 发病前多有外感或内伤等病史。

【病因病机】

1. 病因病机有外感与内伤两方面。外感主要是感受风、寒、湿、热之邪，壅阻经络，气血不畅，或热甚风动而致痉；内伤是肝肾阴虚，肝阳上亢，亢阳化风而致痉，或阴虚血少，筋脉失养，虚风内动而致痉。

2. 痉证为筋脉之病，其主要病理变化在于阴虚血少，筋脉失养。

【辨证要点】

1. 辨外感与内伤。

2. 辨虚证与实证。

【治则治法】 遵循急则治其标，缓则治其本的原则。

【分证论治】

1. 邪壅经络证：头痛，项背强直，恶寒发热，无汗或汗出，肢体酸重，甚至口噤不开，四肢抽搐，舌苔薄白或白腻，脉浮紧；祛风散寒，燥湿和营；羌活胜湿汤加减。

2. 肝经热盛证：高热头痛，口噤齘齿，手足躁动，甚则项背强急，四肢抽搐，角弓反张，舌质红绛，苔薄黄或少苔，脉弦细而数；清肝潜阳，息风镇痉；羚角钩藤汤加减。

3. 阳明热盛证：壮热汗出，项背强急，手足挛急，甚则角弓反张，腹满便结，口渴喜冷饮，舌质红，苔黄燥，脉弦数；清泄胃热，增液止痉；白虎汤合增液承气汤加减。

4. 心营热盛证：高热烦躁，神昏谵语，项背强急，四肢抽搐，甚则角弓反张，舌质红绛，苔黄少津，脉细数；清心透营，开窍止痉；清营汤加减。

5. 痰浊阻滞证：头痛昏蒙，神识呆滞，项背强急，四肢抽搐，胸脘满闷，呕吐痰涎，舌苔白腻，脉滑或弦滑；豁痰开窍，息风止痉；导痰汤加减。

6. 阴血亏虚证：项背强急，四肢麻木，抽搐或筋惕肉润，直视口噤，头目晕眩，自汗，神疲气短，或低热，舌质淡或舌红无苔，脉细数；滋阴养血，息风止痉；四物汤合大定风珠加减。

第三节　痿　证

痿证肌萎为特征，筋缓软弱无力用，
肺热伤津清燥效，湿热浸淫二妙呈，
参苓补中脾胃虚，健脾益气化源充，
肝肾亏损守虎潜，络瘀补阳圣愈汤。

【证候特征】　以肢体筋脉弛缓，手足软弱无力，不能随意活动，日久而致肌肉萎缩为特征。

【病因病机】

1. 发病机制总由五脏受损，精津不足，气血亏耗，肌肉筋脉失养所致。

2. 病理性质有虚实之分，因温邪、湿热致痿者属实，日久肺胃津伤，肝肾阴血耗损，脾胃虚弱为虚。

3. 病变部位在筋脉肌肉，病变脏器关系到肺、脾（胃）、肝、肾，但以肝、肾为主。

【辨证要点】　辨证重在辨脏腑病位，审标本虚实。

【治则治法】

1. 痿证应分虚实论治，虚证宜扶正补虚为主，肝肾亏虚者，宜滋养肝肾；脾胃虚弱者，宜益气健脾。实证宜祛邪和络，肺热伤津者，宜清热润燥；湿热浸淫者，宜清热利湿；瘀阻脉络者，宜活血行瘀。虚实兼杂者，又当兼顾之。

2. "治痿独取阳明"的治则和"泻南，补北"的治则。

【分证论治】

1. 肺热津伤证：发病急，病起发热，或热退后突然出现肢体软弱无力，可较快发生肌肉瘦削，皮肤干燥，心烦口渴，呛咳少痰，咽干不利，小便黄赤或热痛，大便干燥，舌质红，苔黄，脉细数；清热润燥，养肺生津；清燥救肺汤加减。

2. 湿热浸淫证：起病较缓，逐渐出现肢体困重，痿软无力，尤以下肢或两足痿弱为甚，兼见微肿，手足麻木，扪之微热，喜凉恶热，或有发热，胸脘痞闷，小便赤涩热痛，舌质红，苔黄腻，脉濡数或滑数；清热利湿，通利经脉；加味二妙丸加减。

3. 脾胃虚弱证：起病缓慢，肢体软弱无力逐渐加重，神倦肢倦，肌肉萎缩，少气懒言，纳呆便溏，面色㿠白或萎黄无华，面浮，舌质淡，苔薄白，脉细弱；补中益气，健脾升清；参苓白术散合补中益气汤加减。

4. 肝肾亏虚证：起病缓慢，渐见肢体痿软无力，尤以下肢明显，腰膝酸软，不能久立，甚至步履全废，腿胫大肉渐脱，或伴有眩晕耳鸣，舌咽干燥，遗精或遗尿，或妇女月经不调，舌红少苔，脉细数；补益肝肾，滋阴清热；虎潜丸加减。

5. 脉络瘀阻证：久病体虚，四肢痿弱，肌肉瘦削，手足麻木不仁，四肢青筋显露，可伴有肌肉活动时隐痛不适，舌痿不能伸缩，舌质暗淡或有瘀点、瘀斑，脉细涩；益气养营，活血行瘀；圣愈汤合补阳还五汤加减。

第四节　颤　证

颤震头部肢体摇，病重难治缓解少，
筋脉肝肾脾俱衰，髓海不足龟鹿膏，
气血亏虚养荣汤，阳气虚衰饮地黄，
天麻镇肝风阳动，痰热动风羚痰导。

【证候特征】

1. 头部及肢体颤抖、摇动，不能自制，甚者颤动不止，四肢强急。

2. 常伴动作笨拙、活动减少、多汗流涎、语言缓慢不清、烦躁不寐、神识呆滞等症状。

3. 多见于中老年人，一般呈隐袭起病，逐渐加重，不能自行缓解。部分病人发病与情志有关，或继发于脑部病变。

【病因病机】

1. 病因归纳起来是年老体虚，情志过极，饮食不节，劳逸失当，导致气血阴精亏虚，不能濡养筋脉；或痰浊、瘀血壅阻经脉，气血运行不畅，筋脉失养；或热甚动风，扰动筋脉，而致肢体拘急颤动。

2. 基本病机是肝风内动，筋脉失养。病理性质总属本虚标实。本为气血阴阳亏虚，标为风、火、痰、瘀为患。

3.病位在筋脉，与肝、肾、脾关系密切。

【辨证要点】

1.辨标本虚实。

2.辨主次轻重。

【治则治法】

1.治疗本着急则治标，缓则治本和标本兼治的治则。

2.实证以清热、化痰、息风为主；虚证当以滋补肝肾，益气养血，调补阴阳为主，兼以息风通络。

【分证论治】

1.风阳内动证：肢体颤动粗大，程度较重，不能自制，眩晕耳鸣，面赤烦躁，易激动，心情紧张时颤动加重，伴有肢体麻木，口苦而干，语言迟缓不清，流涎，尿赤，大便干，舌质红，苔黄，脉弦；镇肝息风，舒筋止颤；天麻钩藤饮合镇肝息风汤加减。

2.痰热风动证：头摇不止，肢麻震颤，重则手不能持物，头晕目眩，胸脘痞闷，口苦口黏，甚则口吐痰涎，舌体胖大，有齿痕，舌质红，苔厚腻，脉弦滑数；清热化痰，平肝息风；导痰汤合羚角钩藤汤加减。

3.气血亏虚证：头晕肢颤，面色㿠白，表情淡漠，神疲乏力，动则气短，心悸健忘，眩晕，纳呆，舌体胖大，舌质淡红，舌苔薄白滑，脉沉濡无力或沉细弱；益气养血，濡养筋脉；人参养荣汤加减。

4.髓海不足证：头摇肢颤，持物不稳，腰膝酸软，失眠心烦，头晕，耳鸣，善忘，老年人常兼有神呆、痴傻，舌质红，舌苔薄白，或红绛无苔，脉象细数；填精补髓，育阴息风；龟鹿二仙膏合大定风珠加减。

5. 阳气虚衰证：头摇肢颤，筋脉拘挛，畏寒肢冷，四肢麻木，心悸懒言，动则气短，自汗，小便清长或自遗，大便溏，舌质淡，苔薄白，脉沉迟无力；补肾助阳，温煦筋脉；地黄饮子加减。

第五节　腰　痛

腰痛悠悠酸无力，肾着沉沉不转移，

若还湿热伴热感，痛如锥刺属血瘀，

左右归丸肾虚主，甘姜苓术金匮立，

四妙身痛逐瘀施，综合治疗勿劳欲。

【证候特征】

1. 以腰部一侧或两侧或正中发生疼痛为主要症状。

2. 急性腰痛，病程较短，轻微活动即可引起一侧或两侧腰部疼痛加重，脊柱两旁常有明显的按压痛。

3. 慢性腰痛，病程较长，缠绵难愈，腰部多隐痛或酸痛。常因体位不当、劳累过度、天气变化等因素而加重。

4. 本病常有居住潮湿阴冷、冒雨涉水、跌仆闪挫及劳损等相关病史。

【病因病机】

1. 病理变化常表现出以肾虚为本，感受外邪（湿邪为主）、跌仆闪挫为标的特点。

2. 病位在腰，与肾及足太阳膀胱经、足少阴肾经、任脉、督脉、冲脉、带脉等密切相关。

3. 初发多属实证，可因感受寒湿、湿热之邪及跌仆外伤等引起；病久常见虚证，多由肾虚所致。

【辨证要点】

辨外感内伤。

【治则治法】

1. 实证者，以祛邪活络为要，针对病因，分别施之以祛风、散寒、利湿、清热、祛瘀等法。

2. 虚证者，以补肾壮腰为主，兼调养气血。

3. 若为本虚标实，虚实夹杂者，当祛邪兼以补肾，或补肾兼以祛邪。

【分证论治】

1. 寒湿腰痛：腰部冷痛重着，转侧不利，逐渐加重，静卧病痛不减，寒冷和阴雨天则加重，舌质淡，苔白腻，脉沉或迟缓；散寒行湿，温经通络；甘姜苓术汤加减。

2. 湿热腰痛：腰部疼痛，重着而痛，暑湿阴雨天气症状加重，活动后或可减轻，身体困重，小便短赤，苔黄腻，脉濡数或弦数；清热利湿，舒筋止痛；四妙丸加减。

3. 瘀血腰痛：腰痛如刺，痛有定处，痛处拒按，日轻夜重，轻者俯仰不便，重则不能转侧，舌质暗紫，或有瘀斑，脉涩，部分病人有跌仆闪挫病史；活血化瘀，通络止痛；身痛逐瘀汤加减。

4. 肾虚腰痛

（1）肾阴虚：腰部隐隐作痛，酸软无力，缠绵不愈，心烦少寐，口燥咽干，面色潮红，手足心热，舌质红，少苔，脉弦细数；滋补肾阴，濡养筋脉；左归丸加减。

（2）肾阳虚：腰部隐隐作痛，酸软无力，缠绵不愈，局部发凉，喜温喜按，遇劳更甚，卧则减轻，常反复发作，少腹拘急，面色㿠白，肢冷畏寒，舌质淡，脉沉细无力；补肾壮阳，温煦经脉；右归丸加减。

附录　方剂索引

一　画

一贯煎（《柳州医话》）：沙参　麦冬　当归　生地黄　枸杞子　川楝子

二　画

二冬膏（《中华人民共和国药典》）：天冬　麦冬

二冬汤（《医学心悟》）：天冬　麦冬　天花粉　黄芩　知母　人参　荷叶　甘草

二至丸（《医方集解》）：女贞子　旱莲草

二仙汤（验方）：淫羊藿　仙茅　知母　黄柏　巴戟天　当归

二陈汤（《太平惠民和剂局方》）：半夏　陈皮　茯苓　炙甘草

二陈平胃散（《太平惠民和剂局方》）：半夏　陈皮　茯苓　甘草　苍术　川厚朴

二阴煎（《景岳全书》）：生地黄　麦冬　酸枣仁　生甘草　玄参　茯苓　黄连　木通　灯心草（或竹叶）

二妙丸（《医学纲目》）：黄柏　苍术

二妙散（《丹溪心法》）：苍术　黄柏

二神散（《杂病源流犀烛》）：海金沙　滑石

十灰散（《十药神书》）：大蓟　小蓟　侧柏叶　荷叶　茜草根　栀子　白茅根　大黄　牡丹皮　棕榈皮

十枣汤《伤寒论》：大戟　甘遂　芫花　大枣

丁香散《古今医统》：丁香　柿蒂　高良姜　炙甘草

丁香柿蒂汤《症因脉治》：丁香　柿蒂　人参生姜

丁香透膈汤《医学入门》：丁香　木香　麦芽青皮
肉豆蔻　白豆蔻　沉香　藿香　陈皮　厚朴　甘草　草果
神曲　半夏　人参　茯苓　砂仁　香附　白术　生姜
大枣

七福饮《景岳全书》：熟地黄　当归　人参　白术
炙甘草　远志　杏仁

七味苍柏散《医学入门》：苍术　黄柏　杜仲补骨
脂（故纸）　川芎　当归　白术

七味都气丸《医宗己任编》：熟地黄　山茱萸　山
药　茯苓　牡丹皮　泽泻　五味子

七味白术散《小儿药证直诀》：人参　白术　茯
苓　甘草　葛根　木香　藿香叶

人参益气汤《杂病源流犀烛》：黄芪　人参　防
风　升麻　熟地黄　生地黄　白芍　生甘草　炙甘草　五
味子　肉桂

人参养营汤《太平惠民和剂局方》：人参　熟地
黄　炙甘草　当归　白芍　肉桂　大枣　黄芪　白术　茯
苓　五味子　远志　橘皮　生姜

人参蛤蚧散《卫生宝鉴》：人参　蛤蚧　甘草　杏
仁　茯苓　贝母　桑白皮　知母

八正散《太平惠民和剂局方》：木通　瞿麦　车前
子　萹蓄　滑石　甘草梢　大黄　栀子　灯心草

八珍汤《正体类要》：人参　白术　茯苓　甘草

当归　白芍　川芎　熟地黄　生姜　大枣

三　画

三子养亲汤（《韩氏医通》）：紫苏子　芥子（白芥子）　莱菔子

三才封髓丹（《卫生宝鉴》）：天冬　熟地黄　人参　黄柏　砂仁　甘草

三仁汤（《温病条辨》）：杏仁　白蔻仁　薏苡仁厚朴　滑石　半夏　竹叶　白通草

三圣散（《儒门事亲》）：防风　瓜蒂　藜芦

三拗汤（《太平惠民和剂局方》）：麻黄　杏仁　生甘草　生姜

三物备急丸（《金匮要略》）：大黄　干姜　巴豆

千金苇茎汤（《备急千金要方》）：苇茎　薏苡仁冬瓜子　桃仁

大七气汤（《金生指迷方》）：青皮　陈皮　桔梗藿香　肉桂　甘草　三棱　莪术　香附　益智仁　生姜大枣

大补元煎（《景岳全书》）：人参　炒山药　杜仲熟地黄　枸杞子　当归　山茱萸　炙甘草

大补阴丸（《丹溪心法》）：知母　黄柏　熟地黄　龟甲　猪脊髓

大定风珠（《温病条辨》）：白芍　阿胶　生龟甲生地黄　火麻仁　五味子　生牡蛎　麦冬　炙甘草　生鸡子黄　生鳖甲

大建中汤（《金匮要略》）：蜀椒　干姜　人参　饴糖

大承气汤（《伤寒论》）：大黄　厚朴　枳实　芒硝

大青龙汤（《伤寒论》）：麻黄　杏仁　桂枝　甘草　石膏　生姜　大枣

大柴胡汤（《伤寒论》）：柴胡　黄芩　半夏　枳实　芍药　大黄　生姜　大枣

大黄甘草汤（《金匮要略》）：大黄　甘草

大黄牡丹皮汤（《金匮要略》）：大黄　牡丹皮　桃仁　冬瓜子　芒硝

大黄附子汤（《金匮要略》）：大黄　炮附子　细辛

大黄黄连泻心汤（《伤寒论》）：大黄　黄连

大黄䗪虫丸（《金匮要略》）：土鳖虫（䗪虫）　干漆　干地黄　甘草　水蛭　芍药　杏仁　黄芩　桃仁　虻虫　蛴螬　大黄

小半夏汤（《金匮要略》）：半夏　生姜

小半夏加茯苓汤（《金匮要略》）：半夏　生姜　茯苓

小建中汤（《伤寒论》）：桂枝　芍药　炙甘草　生姜　大枣　饴糖

小承气汤《伤寒论》：大黄　厚朴　枳实

小青龙汤（《伤寒论》）：麻黄　桂枝　芍药　炙甘草　干姜　细辛　半夏　五味子

小柴胡汤（《伤寒论》）：柴胡　黄芩　人参　半夏　生姜　大枣　炙甘草

小陷胸汤（《伤寒论》）：黄连　半夏　瓜蒌实

小蓟饮子（《济生方》）：小蓟　生地黄　炒蒲黄　藕节　通草　淡竹叶　栀子　滑石　当归　甘草

川芎茶调散（《太平惠民和剂局方》）：薄荷　防风　羌活　白芷　甘草　川芎　荆芥　细辛　茶

己椒苈黄丸（《金匮要略》）：防己　椒目　葶苈子　大黄

四　画

天王补心丹（《摄生秘剖》）：人参　玄参　丹参茯苓　五味子　远志　桔梗　当归身　天冬　麦冬　柏子仁　酸枣仁　生地黄　朱砂（辰砂）

天台乌药散（《医学发明》）：乌药　木香　茴香　青皮　高良姜　槟榔　川楝子　巴豆

天麻钩藤饮（《杂病证治新义》）：天麻　钩藤　生石决明　川牛膝　桑寄生　杜仲　栀子　黄芩　益母草　生茯神　首乌藤（夜交藤）

无比山药丸（《太平惠民和剂局方》）：山药　茯苓　泽泻　熟地黄　山茱萸　巴戟天　菟丝子　杜仲　牛膝　五味子　肉苁蓉　赤石脂

开噤散（《医学心悟》）：人参　黄连　石菖蒲　丹参　石莲子　茯苓　陈皮　冬瓜子　陈米　荷叶蒂

木香顺气散（《沈氏尊生书》）：木香　青皮　橘皮　甘草　枳壳　川厚朴　乌药　香附　苍术　砂仁桂心　川芎

木防己汤（《金匮要略》）：木防己　石膏　桂枝　人参

木香槟榔丸（《医方集解》）：木香　香附　青皮陈皮枳壳　牵牛子（黑丑）　槟榔　黄连　黄柏　三棱　莪术大黄　芒硝

不换金正气散（《太平惠民和剂局方》）：藿香　苍术厚朴　陈皮　半夏　甘草　生姜　大枣

中满分消丸（《兰室秘藏》）：厚朴　枳实　黄连　黄芩　知母　半夏　陈皮　茯苓　猪苓　泽泻　砂仁　干姜姜黄　人参　白术　炙甘草

中和汤（《丹溪心法》）：苍术　半夏　黄芩　香附

丹参饮（《时方歌括》）：丹参　檀香　砂仁

丹栀逍遥散（《医统》）：柴胡　白术　当归　茯苓甘草　薄荷　煨姜　白芍　牡丹皮　栀子

乌头汤（《金匮要略》）：麻黄　白芍　黄芪　制川乌甘草　蜂蜜

乌头赤石脂丸（《金匮要略》）：蜀椒　炮乌头　炮附子　干姜　赤石脂

乌头桂枝汤（《金匮要略》）：乌头　桂枝　芍药甘草生姜　大枣

乌梅丸（《伤寒论》）：乌梅　黄连　黄柏　人参当归炮附子　桂枝　蜀椒　干姜　细辛

五子衍宗丸（《证治准绳》）：枸杞子　五味子　菟丝子　车前子　覆盆子

五仁丸（《世医得效方》）：桃仁　杏仁　柏子仁　松子仁　郁李仁　橘皮

五汁安中饮（验方）：韭汁　牛乳　生姜汁　梨汁藕汁

五生饮《世医得效方》：生天南星　生半夏　生白附子　川乌　黑豆

五皮饮（《中藏经》）：桑白皮　茯苓皮　陈皮　生姜皮　大腹皮

五味消毒饮（《医宗金鉴》）：金银花　野菊花　蒲公英　紫花地丁　天葵子(紫背天葵)

五苓散（《伤寒论》）：桂枝　白术　茯苓　猪苓　泽泻

五磨饮子（《医方集解》）：乌药　沉香　槟榔　枳实　木香

六一散（《伤寒标本心法类萃》）：滑石　甘草

六君子汤（《校注妇人良方》）：人参　炙甘草　茯苓　白术　陈皮　制半夏　生姜　大枣

六味地黄丸（《小儿药证直诀》）：熟地黄　山药　山茱萸　茯苓　牡丹皮　泽泻

六磨汤（《证治准绳》）：乌药　沉香　槟榔　枳实　木香　大黄

牛黄清心丸（《痘疹世医心法》）：牛黄　朱砂　黄连　黄芩　栀子　郁金

化虫丸（《太平惠民和剂局方》）：鹤虱　槟榔　苦楝皮　炒胡粉　枯矾

化肝煎（《景岳全书》）：青皮　陈皮　芍药　牡丹皮　栀子　泽泻　土贝母

化积丸（《杂病源流犀烛》）：三棱　莪术　阿魏海浮石　香附　雄黄　槟榔　苏木　瓦楞子　五灵脂

升阳益胃汤（《脾胃论》）：黄芪　半夏　人参　炙甘

草　独活　防风　白芍　羌活　橘皮　茯苓　柴胡　泽泻
白术　黄连　生姜　大枣

升降散（《伤寒温疫条辨》）：蝉蜕　僵蚕　姜黄
大黄

太无神术散（《医方集解》）：苍术　陈皮　藿香　厚
朴　石菖蒲　生姜　大枣

孔圣枕中丹（《备急千金要方》）：龟甲　龙骨　远志
石菖蒲

少腹逐瘀汤（《医林改错》）：小茴香　干姜　延胡索
没药　当归　川芎　肉桂　赤芍　蒲黄　五灵脂

开郁二陈汤（《万氏妇人科》）：制半夏　陈皮　茯苓
青皮　香附　川芎　莪术　木香　槟榔　甘草　苍术
生姜

月华丸（《医学心悟》）：天冬　麦冬　生地黄　熟地
黄　山药　百部　沙参　川贝母　茯苓　阿胶　三七　獭
肝　白菊花　桑叶

止嗽散（《医学心悟》）：荆芥　桔梗　甘草　陈皮
白前　百部　紫菀

水陆二仙丹（《证治准绳》）：金樱子　芡实

五　画

玉屏风散（《丹溪心法》）：黄芪　白术　防风

玉真散（《外科正宗》）：防风　天南星　白芷　天麻
羌活　白附子

玉枢丹（《外科正宗》）：山慈菇　续随子　大戟　麝
香　雄黄　朱砂　五倍子

玉女煎（《景岳全书》）：石膏　熟地黄　麦冬　知母
牛膝

玉泉丸（《万病回春》）：黄连　干葛根　天花粉知母
麦冬　人参　五味子　生地黄汁　莲子　乌梅当归　甘草
人乳汁　牛乳汁　甘蔗汁　梨汁　藕汁

玉液汤（《医学中衷参西录》）：生山药　生黄芪　知
母　生鸡内金　葛根　五味子　天花粉

正柴胡饮（《景岳全书》）：柴胡　防风　陈皮　赤芍
甘草　生姜

正气天香散（《保命歌括》）：乌药　香附　干姜　紫
苏　陈皮

仙方活命饮（《校注妇人良方》）：白芷　贝母　防风
赤芍　当归尾　金银花　甘草　天花粉　乳香　没药　陈
皮　穿山甲　皂角刺

代抵当丸（《证治准绳》）：大黄　当归尾　生地黄
穿山甲　芒硝　桃仁　肉桂

加味二妙散（《丹溪心法》）：苍术　黄柏　草薢　防
己　当归　牛膝　龟甲

加味不换金正气散（验方）：厚朴　苍术　陈皮藿香
佩兰　草果　半夏　槟榔　石菖蒲　荷叶

加味四物汤（《金匮翼》）：生地黄　当归　白芍蔓荆
子　川芎　黄芩　菊花　炙甘草

加味桔梗汤（《医学心悟》）：桔梗　甘草　贝母陈皮
金银花　薏苡仁　葶苈子　白及

加味清胃散（《张氏医通》）：生地黄　牡丹皮　当归
黄连　连翘　犀角　升麻　生甘草

加减复脉汤（《温病条辨》）：炙甘草　干地黄　生白芍　麦冬　阿胶　火麻仁

加减葳蕤汤（《通俗伤寒论》）：玉竹　葱白　桔梗　白薇　豆豉　薄荷　炙甘草　大枣

半夏白术天麻汤（《医学心悟》）：半夏　白术　天麻　陈皮　茯苓　甘草　生姜　大枣

半夏泻心汤（《伤寒论》）：半夏　黄芩　干姜　人参　甘草　黄连　大枣

半夏秫米汤（《黄帝内经》）：半夏　秫米

半夏厚朴汤（《金匮要略》）：半夏　厚朴　紫苏茯苓　生姜

半硫丸（《太平惠民和剂局方》）：半夏　硫黄

右归丸（《景岳全书》）：熟地黄　山药　山茱萸枸杞子　杜仲　菟丝子　熟附片　肉桂　当归　鹿角胶

右归饮（《景岳全书》）：熟地黄　山药　枸杞子山茱萸　炙甘草　肉桂　杜仲　制附子

四七汤（《太平惠民和剂局方》）：紫苏叶　制半夏　厚朴　茯苓　生姜　大枣

四君子汤（《太平惠民和剂局方》）：人参　白术茯苓　甘草

四妙丸（《成方便读》）：苍术　黄柏　牛膝　薏苡仁

四妙勇安汤（《验方新编》）：金银花　玄参　当归　甘草

四味回阳饮（《景岳全书》）：人参　制附子　炮姜炙甘草

四物汤（《太平惠民和剂局方》）：当归　白芍　川芎

熟地黄

　　四神丸（《内科摘要》）：肉豆蔻　补骨脂　五味子
吴茱萸　生姜　红枣

　　四神丸（《证治准绳》）：补骨脂　肉豆蔻　吴茱萸
五味子　生姜　大枣

　　四逆汤（《伤寒论》）：附子　干姜　炙甘草

　　四逆散（《伤寒论》）：柴胡　枳实　芍药　炙甘草

　　四海舒郁丸（《疡医大全》）：海蛤粉　海带　海藻
海螵蛸　昆布　陈皮　木香

　　圣愈汤（《医宗金鉴》）：熟地黄　当归　白芍　川芎
人参　黄芪

　　失笑散（《太平惠民和剂局方》）：五灵脂　蒲黄

　　左归丸（《景岳全书》）：熟地黄　山药　山茱萸枸杞
子　菟丝子　鹿角胶　龟甲胶　川牛膝

　　左归饮（《景岳全书》）：熟地黄　山药　枸杞子山茱
萸　茯苓　炙甘草

　　左金丸（《丹溪心法》）：黄连　吴茱萸

　　平胃散（《太平惠民和剂局方》）：苍术　厚朴　橘皮
甘草　生姜　大枣

　　归脾丸（《济生方》）：人参　黄芪　白术　茯神　酸
枣仁　龙眼肉　木香　炙甘草　当归　远志　生姜　大枣

　　甘麦大枣汤（《金匮要略》）：甘草　淮小麦　大枣

　　甘姜苓术汤（《金匮要略》）：甘草　干姜　茯苓白术

　　甘草泻心汤（《伤寒论》）：甘草　黄芩　半夏　干姜
黄连　大枣

　　甘遂半夏汤（《金匮要略》）：甘遂　半夏　芍药甘草

甘露消毒丹（《温热经纬》）：滑石　茵陈　黄芩　石菖蒲　川贝母　木通　藿香　射干　连翘　薄荷　白蔻仁

生姜泻心汤（《伤寒论》）：生姜　炙甘草　半夏　黄芩　干姜　人参　黄连　大枣

生脉散（《内外伤辨惑论》）：人参　麦冬　五味子

生铁落饮（《医学心悟》）：天冬　麦冬　贝母　胆南星　橘红　远志　石菖蒲　连翘　茯苓　茯神　玄参　钩藤　丹参　朱砂　生铁落

白头翁汤《伤寒论》：白头翁　秦皮　黄连　黄柏

白虎加人参汤（《金匮要略》）：石膏　知母　粳米　甘草　人参

白虎加桂枝汤（《金匮要略》）：知母　石膏　甘草　粳米　桂枝

白虎汤（《伤寒论》）：石膏　知母　甘草　粳米

石韦散（《证治汇补》）：石韦　冬葵子　瞿麦　滑石　车前子

龙胆泻肝汤（《兰室秘藏》）：龙胆　栀子　黄芩　木通　车前子　当归　生地黄　柴胡　泽泻　甘草

栝蒌薤白半夏汤（《金匮要略》）：栝蒌　薤白　半夏　白酒

栝蒌薤白白酒汤（《金匮要略》）：栝蒌　薤白　白酒

六　画

华盖散（《太平惠民和剂局方》）：麻黄　桑白皮　紫苏子　杏仁　赤茯苓　陈皮　甘草

地黄饮子（《宣明论方》）：生地黄　巴戟天　山茱萸

石斛　肉苁蓉　五味子　肉桂　麦冬　炮附子　石菖蒲　远志　生姜　大枣　薄荷　白茯苓

地榆散（验方）：地榆　茜草　黄芩　黄连　栀子　茯苓

朱砂安神丸（《医学发明》）：黄连　朱砂　生地黄　当归身　炙甘草

安宫牛黄丸（《温病条辨》）：牛黄　郁金　犀角　黄连　朱砂　冰片　珍珠　栀子　雄黄　黄芩　麝香　金箔衣

安神定志丸（《医学心悟》）：茯苓　茯神　远志　人参　石菖蒲　龙齿

导赤散（《小儿药证直诀》）：生地黄　竹叶　木通　甘草

导痰汤《校注妇人良方》：半夏　陈皮　茯苓　枳实　制南星　甘草　生姜

当归六黄汤（《兰室秘藏》）：当归　生地黄　熟地黄　黄芪　黄连　黄芩　黄柏

当归贝母苦参丸（《金匮要略》）：当归　贝母　苦参

当归四逆汤（《伤寒论》）：当归　桂枝　芍药　细辛　炙甘草　通草　大枣

当归龙荟丸（《宣明论方》）：当归　龙胆　栀子　黄连　黄柏　黄芩　芦荟　大黄　木香　麝香　青黛

当归补血汤（《内外伤辨惑论》）：黄芪　当归

百合地黄汤（《金匮要略》）：百合　生地黄

百合固金汤（《医方集解》）：百合　生地黄　熟地黄　麦冬　甘草　炒芍药　玄参　桔梗　当归　贝母

竹叶石膏汤（《伤寒论》）：竹叶　石膏　半夏　麦冬　人参　炙甘草　粳米

至宝丹（《太平惠民和剂局方》）：生玳瑁屑　琥珀　朱砂　雄黄　金箔　银箔　龙脑　麝香　牛黄　安息香

芍药甘草汤（《伤寒论》）：芍药　炙甘草

芍药汤（《素问病机气宜保命集》）：黄芩　芍药　炙甘草　黄连　大黄　槟榔　当归　肉桂　木香

芎芷石膏汤（《医宗金鉴》）：川芎　白芷　石膏　菊花　藁本　羌活

血府逐瘀汤（《医林改错》）：当归　生地黄　桃仁　红花　枳壳　赤芍　柴胡　甘草　桔梗　川芎　牛膝

达原饮（《温疫论》）：槟榔　厚朴　草果　知母　芍药　黄芩　甘草

防己黄芪汤（《金匮要略》）：防己　白术　黄芪　甘草　生姜　大枣

防风汤（《宣明论方》）：防风　秦艽　麻黄　杏仁　葛根　赤茯苓　当归　肉桂　黄芩　生姜　大枣　甘草

防风通圣散（《宣明论方》）：防风　大黄　芒硝　荆芥穗　麻黄　栀子　连翘　薄荷叶　黄芩　白术　川芎　当归　芍药　石膏　桔梗　滑石　甘草

七　画

两地汤（《傅青主女科》）：生地黄　玄参　白芍　麦冬　阿胶

何人饮（《景岳全书》）：何首乌　人参　当归　陈皮　生姜

启膈散（《医学心悟》）：沙参　茯苓　丹参　川贝　郁金　砂仁壳　荷叶蒂　杵头糠

吴茱萸汤（《伤寒论》）：吴茱萸　人参　大枣　生姜

妙香散（《沈氏尊生书》）：山药　茯苓　茯神　远志　黄芪　人参　桔梗　甘草　木香　朱砂　麝香

更衣丸（《先醒斋医学广笔记》）：芦荟　朱砂

杏苏散（《温病条辨》）：杏仁　紫苏叶　桔梗　半夏　茯苓　甘草　前胡　陈皮　枳壳　生姜　大枣

杞菊地黄丸（《医级》）：菊花　枸杞子　山茱萸　熟地黄　山药　泽泻　牡丹皮　茯苓

沉香散（《金匮翼》）：沉香　石韦　滑石　当归　橘皮　白芍　冬葵子　甘草　王不留行

沙参麦冬汤《温病条辨》：沙参　麦冬　玉竹　桑叶　生甘草　天花粉　生扁豆

沙参清肺汤（验方）：北沙参　桔梗　生黄芪　太子参　合欢皮　白及　生甘草　薏苡仁　冬瓜子

纯阳正气丸（《饲鹤亭集方》）：藿香　肉桂　陈皮　半夏　公丁香　小茴香　紫苏　茯苓　制苍术　生白术　红灵丹

羌活胜湿汤（《内外伤辨惑论》）：羌活　独活　藁本　防风　甘草　川芎　蔓荆子

良附丸（《良方集腋》）：高良姜　香附　生姜汁

苍术难名丹（《世医得效方》）：苍术　茴香　川楝子　川乌　补骨脂（破故纸）　白茯苓　龙骨

苏子降气汤（《太平圣惠和剂局方》）：紫苏子　橘皮　半夏　当归　前胡　厚朴　肉桂　甘草　生姜

苏合香丸（《太平惠民和剂局方》）：麝香　安息香　丁香　青木香　檀香　沉香　香附　荜茇　诃子　朱砂　白术　犀角　苏合香油　冰片　薰陆香

补中益气汤（《脾胃论》）：人参　黄芪　白术　甘草　当归　陈皮　升麻　柴胡

补天大造丸（《医学心悟》）：人参　白术　当归　酸枣仁　炙黄芪　远志　白芍　山药　茯苓　枸杞子　紫河车　龟甲　鹿角　熟地黄

补心丹（《赤水玄珠》）　麦冬　远志　石菖蒲　香附　天冬　天花粉　白术　贝母　熟地黄　茯神　地骨皮　人参　当归　牛膝　黄芪　木通　甘草　大枣　瓜蒌根

补阳还五汤（《医林改错》）：黄芪　当归尾　赤芍　地龙　川芎　桃仁　红花

补肝汤（《医宗金鉴》）：当归　白芍　川芎　熟地黄　酸枣仁　木瓜　炙甘草

补肺汤（《永类钤方》）：人参　黄芪　熟地黄　五味子　紫菀　桑白皮

补虚汤（《圣济总录》）：黄芪　茯苓　甘草　五味子　干姜　半夏　厚朴　陈皮

身痛逐瘀汤（《医林改错》）：秦艽　川芎　桃仁　红花　甘草　羌活　没药　香附　五灵脂　牛膝　地龙　当归

连理汤（《张氏医通》）：人参　白术　干姜　炙甘草　黄连　茯苓

附子理中丸《太平惠民和剂局方》：炮附子　人参　白术　炮姜　炙甘草

附子粳米汤（《金匮要略》）：炮附子　粳米　半夏　甘草　大枣

麦门冬汤（《金匮要略》）：麦冬　人参　半夏　甘草　粳米　大枣

麦味地黄丸（《寿世保元》）：麦冬　五味子　山茱萸　熟地黄　山药　泽泻　牡丹皮　茯苓

龟鹿二仙膏（《成方切用》）：鹿角　龟甲　人参　枸杞子

八　画

参芪地黄汤（《沈氏尊生方》）：党参　黄芪　生地黄　怀山药　山茱萸　牡丹皮　泽泻　茯苓

参苏饮（《太平惠民和剂局方》）：人参　紫苏叶　葛根　前胡　法半夏　茯苓　甘草　桔梗　枳壳　木香　陈皮　生姜　大枣

参附龙牡汤（验方）：人参　附子　煅龙骨　煅牡蛎

参附再造汤（《重定通俗伤寒论》）：人参　附子　桂枝　羌活　黄芪　细辛　防风　炙甘草

参附汤（《校注妇人良方》）：人参　熟附子　生姜　大枣

参附汤（《正体类要》）：人参　炮附子

参苓白术散（《太平惠民和剂局方》）：人参　白术　山药　莲子肉　甘草　茯苓　薏苡仁　砂仁　桔梗　白扁豆

参蛤散（《普济方》）：人参　蛤蚧

定喘汤（《摄生众妙方》）：白果　麻黄　桑白皮　款

冬花　半夏　杏仁　紫苏子　黄芩　甘草

定痫丸《医学心悟》：天麻　川贝母　胆南星　姜半夏

定痫汤（《医学心悟》）：天麻　川贝母　姜半夏　茯苓　茯神　胆南星　石菖蒲　全蝎　甘草　僵蚕　琥珀　灯心草　陈皮　远志　丹参　麦冬　朱砂

实脾饮（《重订严氏济生方》）：炮附子　干姜　白术　炙甘草　厚朴　木香　草果仁　木瓜　生姜　大枣　白茯苓

河车大造丸（《医方集解》）：紫河车　党参　熟地黄　杜仲　天冬　麦冬　龟甲　黄柏　牛膝　茯苓

河车大造丸（《扶寿精方》）：紫河车　龟甲　黄柏　杜仲　牛膝　麦冬　天冬　熟地黄

泻心汤（《金匮要略》）：大黄　黄芩　黄连

泻白散（《小儿药证直诀》）：桑白皮　地骨皮　粳米　甘草

泽泻汤（《金匮要略》）：泽泻　白术

炙甘草汤（《伤寒论》）：炙甘草　人参　桂枝　生姜　阿胶　生地黄　麦冬　火麻仁　大枣

知柏地黄丸（《医宗金鉴》）：知母　黄柏　熟地黄　山茱萸　山药　茯苓　牡丹皮　泽泻

肾气丸（《金匮要略》）：附子　桂枝　熟地黄　山茱萸　山药　茯苓　牡丹皮　泽泻

苓甘五味姜辛汤（《金匮要略》）：茯苓　甘草　五味子　干姜　细辛

苓桂术甘汤《金匮要略》：茯苓　桂枝　白术　甘草

虎潜丸（《丹溪心法》）：熟地黄　龟甲　知母　黄柏　虎骨　白芍　锁阳　陈皮　干姜

金水六君煎（《景岳全书》）：法半夏　陈皮　茯苓　当归　熟地黄　炙甘草

金铃子散（《素问病机气宜保命集》）：川楝子（金铃子）　延胡索

金匮肾气丸（《金匮要略》）：桂枝　附子　熟地黄　山茱萸　山药　茯苓　牡丹皮　泽泻

金锁固精丸（《医方集解》）：沙苑蒺藜　芡实　莲须　龙骨　牡蛎　莲子肉

青娥丸（《太平惠民和剂局方》）：补骨脂　杜仲　胡桃肉　大蒜头

青蒿鳖甲汤（《温病条辨》）：青蒿　鳖甲　知母　牡丹皮　桑叶　天花粉

驻车丸（《备急千金要方》）：黄连　阿胶　当归　干姜

九　画

保元汤（《博爱心鉴》）：人参　黄芪　肉桂　甘草　生姜

保和丸（《丹溪心法》）：神曲　山楂　茯苓　半夏　陈皮　连翘　莱菔子

保真汤（《十药神书》）：人参　白术　黄芪　甘草

赤茯苓　五味子　当归　生地黄　熟地黄　天冬　麦冬
赤芍　白芍　柴胡　厚朴　地骨皮　黄柏　知母　莲子心
陈皮　生姜　大枣　白茯苓

养心汤（《证治准绳》）：黄芪　茯苓　茯神　当归
川芎　半夏曲　柏子仁　酸枣仁　远志　五味子　人参
肉桂　炙甘草

厚朴三物汤（《金匮要略》）：厚朴　大黄　枳实

复元活血汤（《医学发明》）：柴胡　瓜蒌根　当归
红花　甘草　穿山甲　大黄　桃仁

宣痹汤（《温病条辨》）：防己　杏仁　滑石　连翘
栀子　薏苡仁　半夏　蚕沙　赤小豆皮

封髓丹（《医宗金鉴》）：黄柏　砂仁　甘草

拯阳理劳汤（《医宗必读》）：人参　黄芪　白术　甘
草　肉桂　当归　五味子　陈皮　生姜　大枣

星蒌承气汤（《临床中医内科学》）：胆南星　全瓜蒌
生大黄　芒硝

春泽汤（《医方集解》）：白术　桂枝　猪苓　泽泻
茯苓　人参

枳实导滞丸（《内外伤辨惑论》）：大黄　枳实　黄芩
黄连　神曲　白术　茯苓　泽泻

枳实薤白桂枝汤（《金匮要略》）：枳实　薤白　桂枝
厚朴　瓜蒌

栀子清肝汤（《证治准绳》）：栀子　牡丹皮　赤芍
菊花　川芎　柴胡

栀子清肝汤（《类证治裁》）：栀子　牡丹皮　柴胡
当归　白芍　茯苓　川芎　牛蒡子　甘草

洗心汤（《辨证录》）：人参　甘草　半夏　陈皮　附子　茯神　生酸枣仁　神曲　石菖蒲

活人败毒散（《南阳活人书》）：人参　羌活　独活　前胡　柴胡　川芎　枳壳　桔梗　茯苓　炙甘草　生姜

济川煎（《景岳全书》）：当归　牛膝　肉苁蓉　泽泻　升麻　枳壳

济生肾气丸（《济生方》）：川牛膝　车前子　肉桂　炮附子　熟地黄　山茱萸　山药　茯苓　泽泻　牡丹皮　生地黄

独参汤（《景岳全书》）：人参

独活寄生汤（《备急千金要方》）：独活　桑寄生　秦艽　防风　细辛　当归　芍药　川芎　干地黄　杜仲　牛膝　人参　茯苓　甘草　桂心

神术散（《医学心悟》）：苍术　陈皮　厚朴　甘草　藿香　砂仁

神犀丹（《温热经纬》）：犀角　石菖蒲　黄芩　生地黄　金银花　金汁　连翘　板蓝根　豆豉　玄参　天花粉　紫草

胃苓汤（《丹溪心法》）：甘草　茯苓　苍术　陈皮　白术　桂枝　泽泻　猪苓　厚朴　生姜　大枣

茜根散（《圣惠方》）：茜草　当归　甘草　贝母　侧柏叶　羚羊角屑　瓜蒌　红花　生地黄

茜根散（《景岳全书》）：茜草　黄芩　阿胶　侧柏叶　生地黄　甘草

茯苓杏仁甘草汤（《金匮要略》）茯苓　杏仁　甘草

茵陈五苓散（《金匮要略》）：茵陈　桂枝　茯苓　白

术 泽泻 猪苓

茵陈术附汤（《医学心悟》）：茵陈 白术 附子 干姜 炙甘草 肉桂

茵陈蒿汤（《伤寒论》）：茵陈 栀子 大黄

荆防败毒散（《外科理例》）：荆芥 防风 羌活 独活 柴胡 前胡 川芎 枳壳 茯苓 桔梗 甘草

顺气导痰汤（《验方》）：半夏 陈皮 茯苓 甘草 生姜 胆南星 枳实 木香 香附

顺气和中汤（《证治准绳》）：黄芪 人参 白术 白芍 当归 陈皮 甘草 柴胡 升麻 蔓荆子 川芎 细辛

香苏散（《太平惠民和剂局方》）：陈皮 香附 紫苏茎叶 甘草

香连丸（《太平惠民和剂局方》）：黄连 木香

香附旋覆花汤（《温病条辨》）：生香附 旋覆花 苏子 薏苡仁 半夏 茯苓 橘皮

香砂六君子汤（《古今名医方论》）：木香 砂仁 陈皮 半夏 党参 白术 茯苓 甘草

十 画

凉膈散（《太平惠民和剂局方》）：川大黄 芒硝 甘草 栀子 薄荷 黄芩 连翘 竹叶 蜂蜜

唐氏槐角丸（《血证论》）：槐角 黄芩 生地黄 地榆 防风 荆芥 侧柏叶 当归

射干麻黄汤（《金匮要略》）：射干 麻黄 细辛 紫菀 款冬花 半夏 五味子 生姜 大枣

柴枳半夏汤（《医学入门》）：柴胡　黄芩　半夏　瓜蒌子　枳壳　桔梗　杏仁　青皮　甘草

柴胡桂枝干姜汤（《伤寒论》）：柴胡　桂枝　干姜　瓜蒌根　黄芩　牡蛎　炙甘草

柴胡疏肝汤（《景岳全书》）：陈皮　柴胡　枳壳　芍药　炙甘草　香附　川芎

柴胡截疟饮（《医宗金鉴》）：柴胡　黄芩　人参　甘草　半夏　常山　乌梅　槟榔　桃仁　生姜　大枣

桂枝加厚朴杏子汤（《伤寒论》）：桂枝　芍药　炙甘草　生姜　大枣　厚朴　杏仁

桂枝甘草龙骨牡蛎汤（《伤寒论》）：桂枝　炙甘草　煅龙骨　煅牡蛎

桂枝汤（《伤寒论》）：桂枝　芍药　生姜　大枣　炙甘草

桂枝芍药知母汤（《金匮要略》）：桂枝　芍药　知母　麻黄　白术　防风　甘草　炮附子　生姜

桂枝茯苓丸（《金匮要略》）：桂枝　茯苓　牡丹皮　桃仁　芍药

桃仁红花煎（《素庵医案》）：丹参　赤芍　桃仁　红花　制香附　延胡索　青皮　当归　川芎　生地黄

桃红四物汤（《医宗金鉴》）：桃仁　红花　当归　熟地黄　白芍　川芎

桃红四物汤（《济阴纲目》）：桃仁　红花　当归　川芎　芍药　地黄

桃花汤《伤寒论》：赤石脂　干姜　粳米

桃核承气汤（《伤寒论》）：核桃仁　大黄　桂枝　炙

甘草　芒硝

桑白皮汤（《景岳全书》）：桑白皮　半夏　紫苏子
杏仁　贝母　黄芩　黄连　栀子　生姜

桑杏汤（《温病条辨》）：桑叶　杏仁　沙参　浙贝母
豆豉　栀子　梨皮

桑白皮汤（《圣济总录》）：桑白皮　泽漆　葶苈子
杏仁　赤茯苓　郁李仁　桔梗　甘草　大枣　生姜

桑菊饮（《温病条辨》）：桑叶　菊花　杏仁　连翘
薄荷　桔梗　甘草　芦根

桑螵蛸散（《本草衍义》）：桑螵蛸　远志　菖蒲　龙
骨　人参　茯神　当归　龟甲

桔梗杏仁煎（《景岳全书》）：桔梗　杏仁　甘草　金
银花　贝母　枳壳　红藤　连翘　夏枯草　百合　麦冬
阿胶

海藻玉壶汤（《医宗金鉴》）：海藻　昆布　海带　半
夏　陈皮　青皮　连翘　贝母　当归　川芎　独活　甘草

消风散（《医宗金鉴》）：荆芥　防风　当归　生地黄
苦参　苍术　蝉蜕　胡麻仁　牛蒡子　知母　石膏　木通
甘草

涤痰丸《济生方》：制半夏　制南星　陈皮　炒枳实
茯苓　人参　石菖蒲　竹茹　甘草　生姜

涤痰汤（《奇效良方》）：半夏　制南星　陈皮　炒
枳实　茯苓　人参　石菖蒲　竹茹　甘草　生姜

润肠丸《沈氏尊生书》：当归　生地黄　火麻仁　桃
仁　枳壳

益元散（《医方集解》）：滑石　甘草　朱砂

益胃汤（《温病条辨》）：沙参　麦冬　生地黄　玉竹　冰糖

真人养脏汤（《太平惠民和剂局方》）：诃子　罂粟壳　肉豆蔻　白术　人参　木香　肉桂　炙甘草　当归　白芍

真武汤（《伤寒论》）：炮附子　白术　茯苓　芍药　生姜

秦艽鳖甲散（《卫生宝鉴》）：地骨皮　柴胡　秦艽　知母　鳖甲　当归　青蒿　乌梅

调胃承气汤（《伤寒论》）：大黄　甘草　芒硝

逍遥散（《太平惠民和剂局方》）：柴胡　白术　白芍　当归　茯苓　炙甘草　薄荷　煨姜

透脓散（《外科正宗》）：生黄芪　当归　穿山甲　皂角刺　川芎

通幽汤（《脾胃论》）：生地黄　熟地黄　桃仁泥　红花　当归　炙甘草　升麻

通脉四逆汤（《伤寒论》）：附子　干姜　炙甘草　葱白

通窍活血汤（《医林改错》）：麝香　桃仁　红花　川芎　赤芍　鲜姜　老葱白　红枣　酒

通瘀煎（《景岳全书》）：当归尾　山楂　香附　红花　乌药　青皮　泽泻　木香

十一画

控涎丹（《三因极一病证方论》）：甘遂　大戟　芥子（白芥子）

旋覆代赭汤（《伤寒论》）：旋覆花　赭石　人参　半夏　炙甘草　生姜　大枣

旋覆花汤（《金匮要略》）：旋覆花　新绛　葱

清心滚痰丸（《沈氏尊生书》）：大黄　黄芩　青礞石　犀角　皂角　朱砂　沉香　麝香

清肺饮（《证治汇补》）：茯苓　黄芩　桑白皮　麦冬　车前子　栀子　木通　泽泻

清金化痰汤（《统旨方》）：黄芩　栀子　桔梗　麦冬　桑白皮　贝母　知母　瓜蒌子　陈皮　茯苓　甘草

清骨散（《证治准绳》）：银柴胡　胡黄连　秦艽　鳖甲　地骨皮　青蒿　知母　甘草

清营汤（《温病条辨》）：犀角　生地黄　玄参　竹叶心　金银花　连翘　黄连　丹参　麦冬

清震汤（《素问病机气宜保命集》）：升麻　苍术　荷叶

清瘴汤（验方）：青蒿　柴胡　茯苓　知母　陈皮　半夏　黄芩　黄连　枳实　常山　竹茹　益元散

清燥救肺汤（《医门法律》）：桑叶　石膏　杏仁　甘草　麦冬　人参　阿胶　炒胡麻仁　炙枇杷叶

猪苓汤（《伤寒论》）：猪苓　茯苓　泽泻　阿胶　滑石

理中丸（《伤寒论》）：人参　白术　干姜　炙甘草

羚羊角汤（《医醇賸义》）：羚羊角　龟甲　生地黄　牡丹皮　白芍　柴胡　薄荷　蝉蜕　菊花　夏枯草　石决

明　大枣

羚角钩藤汤（《通俗伤寒论》）：羚羊角　霜桑叶　京贝母　鲜生地黄　双钩藤　滁菊花　生白芍　生甘草　淡竹茹　茯神木

银翘散（《温病条辨》）：金银花　连翘　竹叶　荆芥穗　苦桔梗　牛蒡子　芦根　淡豆豉　薄荷　甘草

鹿角胶丸（《医学正传》）：鹿角胶　鹿角霜　熟地　当归身　人参　川牛膝　菟丝子　白茯苓　白术　杜仲　虎胫骨　龟甲

麻子仁丸《伤寒论》：火麻仁　芍药　枳实　大黄　厚朴　杏仁

麻杏石甘汤（《伤寒论》）：麻黄　杏仁　石膏　炙甘草

麻黄汤（《伤寒论》）：麻黄　桂枝　杏仁　炙甘草

麻黄连翘赤小豆汤（《伤寒论》）：麻黄　杏仁　生梓白皮　连翘　赤小豆　甘草　生姜　大枣

麻黄附子细辛汤（《伤寒论》）：麻黄　附子　细辛

黄土汤（《金匮要略》）：灶心黄土　甘草　干地黄　白术　炮附子　阿胶　黄芩

黄芩泻白散（《伤寒太白》）：黄芩　桑白皮　地骨皮　甘草　粳米

黄芪六一汤（《太平惠民和剂局方》）：黄芪　甘草

黄芪汤（《金匮翼》）：黄芪　陈皮　火麻仁　白蜜

黄芪建中汤（《金匮要略》）：黄芪　白芍　桂枝　炙甘草　生姜　大枣　饴糖

黄芪桂枝五物汤（《金匮要略》）：黄芪　白芍　桂枝

生姜　大枣

黄连汤（《伤寒论》）：黄连　黄芩　干姜　桂枝　半夏　人参　炙甘草　大枣

黄连阿胶汤（《伤寒论》）：黄连　黄芩　芍药　鸡子黄　阿胶

黄连清心饮（《沈氏尊生书》）：黄连　生地黄　当归　甘草　茯神　酸枣仁　远志　人参

黄连温胆汤（《备急千金要方》）：半夏　陈皮　茯苓　甘草　枳实　竹茹　黄连　大枣

黄连解毒汤（《外台秘要》）：黄连　黄芩　黄柏　栀子

十二画

普济消毒饮（《东垣十书》）：黄芩　黄连　连翘　玄参　板蓝根　马勃　牛蒡子　僵蚕　升麻　柴胡　陈皮　桔梗　甘草　薄荷

温胆汤（《备急千金要方》）：半夏　陈皮　茯苓　甘草　枳实　竹茹　生姜　大枣

温脾汤（《备急千金要方》）：大黄　人参　甘草　干姜　附子

滋水清肝饮（《医宗己任篇》）：熟地黄　当归身　白芍　牡丹皮　酸枣仁　山茱萸　茯苓　山药　柴胡　栀子　泽泻

犀角地黄汤（《备急千金要方》）：犀角　生地黄　牡丹皮　赤芍

犀角汤（《备急千金要方》）：犀角　羚羊角　黄芩

前胡　升麻　大黄　射干　豆豉　栀子

犀角散（《备急千金要方》）：犀角　黄连　升麻　栀子　茵陈

犀黄丸（《外科全生集》）：麝香　犀角　乳香　没药　黄米饭

疏凿饮子（《济生方》）：商陆　茯苓皮　椒目　木通　泽泻　赤小豆　大腹皮　槟榔　羌活　秦艽　生姜

痛泻要方（《景岳全书》引刘草窗方）：白术　白芍　防风　炒陈皮

程氏萆薢分清饮（《医学心悟》）：萆薢　车前子　黄柏　石菖蒲　茯苓　白术　莲子心　丹参

紫雪丹（《外台秘要》）：黄金　寒水石　磁石　滑石　石膏　犀角屑　羚羊角　青木香　沉香　玄参　升麻　甘草　丁香　朴硝　硝石　麝香　朱砂

葛根汤（《伤寒论》）：葛根　麻黄　桂枝　芍药　生姜　炙甘草　大枣

葛根芩连汤（《伤寒论》）：葛根　黄芩　黄连　炙甘草

葱白七味饮（《外台秘要》）：豆豉　葛根　生姜　麦冬　干地黄　葱白　劳水

葱豉汤（《肘后备急方》）：葱白　豆豉

葶苈大枣泻肺汤（《金匮要略》）：葶苈子　大枣

越婢加半夏汤（《金匮要略》）：麻黄　石膏　生姜　大枣　甘草　半夏

越婢加术汤（《金匮要略》）：麻黄　石膏　生姜　大

枣　甘草　白术

　　越婢汤（《金匮要略》）：麻黄　石膏　生姜　大枣
甘草

　　越鞠丸（《丹溪心法》）：川芎　苍术　香附　栀子
神曲

十三画

　　新加香薷饮（《温病条辨》）：香薷　金银花　鲜扁豆
花　厚朴　连翘

　　暖肝煎（《景岳全书》）：肉桂　小茴香　茯苓　乌药
枸杞子　当归　沉香　生姜

　　槐花散（《普济本事方》）：槐花　侧柏叶　荆芥穗
炒枳壳

　　槐角丸（《太平惠民和剂局方》）：槐角　地榆　黄芩
当归　炒枳壳　防风

　　解语丹（《医学心悟》）：白附子　石菖蒲　远志　天
麻　全蝎　羌活　南星　木香　甘草

十四画

　　截疟七宝饮（《杨氏家藏方》）：常山　草果　厚朴
槟榔　青皮　陈皮　炙甘草

　　膈下逐瘀汤（《医林改错》）：五灵脂　当归　川芎
桃仁　牡丹皮　赤芍　乌药　延胡索　甘草　香附　红花
枳壳

　　膏淋汤（《医学衷中参西录》）：山药　芡实　龙骨

牡蛎　生地黄　党参　白芍

酸枣仁汤（《金匮要略》）：酸枣仁　茯苓　川芎　知母　甘草

十五画以上

增液汤（《温病条辨》）：玄参　麦冬　生地黄

增液承气汤（《温病条辨》）：玄参　麦冬　生地黄　大黄　芒硝

镇肝息风汤（《医学衷中参西录》）：怀牛膝　生赭石　生龙骨　生牡蛎　生龟甲　生杭芍　玄参　天冬　川楝子　生麦芽　茵陈　甘草

薏苡仁汤（《类证治裁》）：薏苡仁　川芎　当归　麻黄　桂枝　羌活　独活　防风　制川乌　苍术　甘草　生姜

薏苡附子散（《金匮要略》）：薏苡仁　附子

黛蛤散（验方）：青黛　海蛤壳

礞石滚痰丸（《养生主论》）：煅青礞石　大黄　黄芩　沉香　芒硝

藿香正气散（《太平惠民和剂局方》）：藿香　紫苏　白芷　桔梗　白术　厚朴　半夏曲　大腹皮　茯苓　橘皮　甘草　大枣　生姜

鳖甲煎丸（《金匮要略》）：鳖甲　射干（乌扇）　黄芩　柴胡　鼠妇　干姜　大黄　芍药　桂枝　葶苈子　石韦　厚朴　牡丹皮　瞿麦　紫葳　半夏　人参　土鳖虫（䗪虫）　阿胶　蜂房　赤硝　蜣螂　桃仁

癫狂梦醒汤（《医林改错》）：桃仁　柴胡　香附　木通　赤芍　半夏　大腹皮　青皮　陈皮　桑白皮　紫苏子　甘草

蠲痹汤（《医学心悟》）：羌活　独活　桂心　秦艽　海风藤　桑枝　当归　川芎　乳香　木香　炙甘草